Leonora Koller-Eps

RI-TAI©

Das universelle Ritual des Friedens

freya verlag, A-4020 Linz

Autorin: Leonora Koller-Eps, CH-8505 Pfyn

Gestaltung: Aleksander Kaczynski, CH-8479 Altikon

Fotos: Dieter Berke, CH-8505 Pfyn

Kalligraphien und Zeichnungen: Leonora Koller-Eps, CH-8505 Pfyn

Herstellung: Mattenbach AG Druck und Neue Medien, CH-8411 Winterthur

Printed in Switzerland

ISBN 3-902134-69-0

Die Schreibweise entspricht den Regeln der neuen Rechtschreibung.

«Geniesse dankbar diesen Augenblick – es gibt ihn nur jetzt.»

Mein Dank und meine Verehrung richten sich an meine geistige Führung, meine Ahnen, meine Eltern, meinen Mann Jürg, meine Kinder Céline und Marcel sowie an alle Meister, Lehrer, Therapeuten, Schüler, Freunde und Menschen, denen ich begegnen durfte und begegnen werde.

Diesem Augenblick gerade jetzt möchte ich ebenfalls danken – ich sitze auf einem Felsen im Oberengadin/ Schweiz auf 2250 m Höhe und werde beim Schreiben gestärkt durch die kraftvollen Naturschwingungen der erhabenen Bergwelt.

Foreword

In my over 40 years of teaching in the West, I have encountered thousands of sincere and enthusiastic students of Asian culture, but only a small number of them have been consistent and shared my belief that learning is an ongoing one, a lifelong endeavor to keep on learning. Leonora Koller-Eps is one of theses students.

In my work, I have never enforced a prescribed curriculum in order to fulfill the requirements to qualify a teacher by certification, therefore it has never been my policy to endorse a student's competency by super-imposing my criteria on the individual. Instead, I continue to create and provide learning and sharing environments for those who wish to learn to keep on joining me in my ongoing, perpetual receptivity of life's many treasured offerings. It is our task to retain our "Beginner's Mind" in all our endeavors in life. My advice to them is simply: "Teach what you have learned, and keep on learning as true students of life."

I have had the pleasure of having Leonora as a consistent student for a number of years now, and I have enjoyed watching her grow as a teacher and a person. She is a very passionate human being, emotionally expressive and transparent, warm and caring, with a great sense of humor and playfulness. When she showed me the materials she had assembled for this book, which has the motifs of all her personal search and research in learning, I applauded and encouraged her to accomplish it soon.

It is my pleasure and honor to be invited to write this foreword for Leonora, and I am certain this book will enlighten many.

Chungliang Al Huang, President, Living Tao Foundation
Author, Embrace Tiger, Return to Mountain

Vorwort

In den über 40 Jahren, in denen ich im Westen unterrichte, bin ich vielen aufrichtigen und begeisterten Schülern der asiatischen Kultur begegnet. Doch nur wenige von ihnen waren ausdauernd und teilten meine Überzeugung, dass der Lernprozess fortlaufend ist, d.h. ein lebenslanges Bestreben weiterzulernen. Leonora Koller-Eps ist eine von ihnen.

In meiner Arbeit bin ich nie einem streng vorgegebenen Lehrplan gefolgt, um einen Lehrer mit einem Diplom auszuzeichnen als Bestätigung der erforderlichen Fähigkeiten. Deshalb war es nie meine Absicht, die fachliche Entwicklung eines Schülers voranzutreiben, indem ich dem Einzelnen meine Sichtweise aufgezwungen hätte. Stattdessen fahre ich fort, für diejenigen ein Lern- und Austauschumfeld zu erschaffen und anzubieten, die den Wunsch verspüren, mit mir gemeinsam in einem fortlaufenden Prozess die vielen kostbaren Geschenke des Lebens zu empfangen. Es ist unsere Aufgabe bei all unserem Bestreben, die Sichtweise des «Anfänger-Geistes» zu bewahren. Mein Rat an meine Schüler ist einfach: «Lehre, was du gelernt hast, und lerne selber weiter, als wahrer Schüler des Lebens.»

Ich habe das Vergnügen, Leonora nun schon seit vielen Jahren als ausdauernde Schülerin zu begleiten, und es bereitete mir Freude, sie als Lehrerin wie auch als Menschen wachsen zu sehen. Sie ist eine sehr leidenschaftliche Person, mit grosser emotionaler Ausdrucksfähigkeit und Transparenz, warmherzig und achtsam, mit viel Sinn für Humor und Verspieltheit. Als sie mir die für dieses Buch zusammengestellten Unterlagen zeigte, die Ausdruck ihrer persönlichen Lebens- und Lernerfahrungen sind, gratulierte ich ihr und ermutigte sie, das Buch bald zu veröffentlichen.

Leonoras Einladung an mich, ein Vorwort zu ihrem Buch zu verfassen, war mir eine grosse Freude und Ehre. Ich bin sicher, dass dieses Buch viele Leser zu tiefen persönlichen Erkenntnissen führen wird.

(Vorwort übersetzt von Susanne Züger)

Chungliang Al Huang, Präsident von Living Tao Foundation, Autor von Embrace Tiger, Return To Mountain

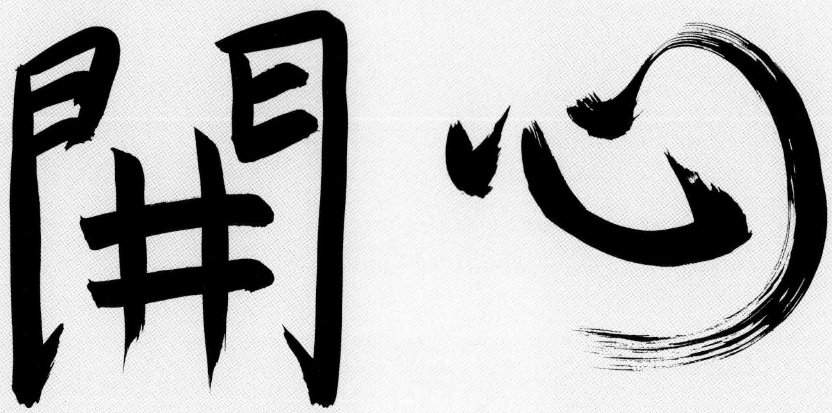

Bittet, so wird euch gegeben,
suchet, so werdet ihr finden,
klopfet an, so wird euch aufgetan.

(Matthäus VII)

Sehnsucht... Sehnen und Suchen...
Sehnst du dich nach Lebensfreude, Sinnlichkeit, Freiheit, Liebe, Frieden, Harmonie?

Suchst du Urvertrauen, Verwurzelung, Klarheit, Lebendigkeit, Kreativität, Selbstverwirklichung?

Alle diese Schwingungen und noch viele mehr ruhen bereits in dir und warten darauf, von dir wiederentdeckt zu werden.

Sie ruhen «in» deiner eigenen kostbaren Schatztruhe – einige Schätze hast du vielleicht schon gefunden – andere wollen noch entdeckt oder vertieft werden.

Auf der Kalligraphie ist links ein «Tor» abgebildet mit einer «Quelle» in der Mitte und rechts daneben das «Herz» oder auch «der grosse Geist». Spüre tief in dein Herz, in deine innere Quelle von reiner Liebe. Öffne deine Herzenstüren weit und grüsse dich selber mit wohlwollender Wertschätzung.

RI-TAI kann ein hilfreicher Begleiter sein auf der Entdeckungsreise zu deiner inneren Kraftquelle, zu deinem wahren Selbst, zu deinem unbeschwerten Kind IN DIR. Dieses Kind möchte sein Leben frei und voller Liebe und Freude geniessen.

Bist du jetzt neugierig geworden – neugierig wie dein strahlendes Kind in dir? Dann kann die Entdeckungsreise beginnen.

Packe «alles» in deinen Reiserucksack, was jetzt zu dir gehört – die schweren und dunklen Gepäckstücke sowie die leichten und hellen. Du hast die Möglichkeit, mit RI-TAI Wandlung und Heilung zu erfahren.

Der erste Schritt der Transformation und Ganzwerdung ist das Annehmen und Umarmen von allem, was heute zu dir gehört. Nimmst du dich an, so wie du dich jetzt in diesem Augenblick fühlst, strömt deine Liebe als heilende Schwingung in jede deiner Zellen und in deinen Lichtkörper.

Durch deine Liebe zu dir kann Heilung und Erneuerung geschehen – ganz in deinem Zeitmass. Vertraue deiner weisen, inneren Führung, die genau weiss, wann welche Art von Heilung geschehen darf.

Dieses Buch kannst du spontan irgendwo anfangen zu lesen – dort, wo dein neugieriges Kind beginnen möchte.

Ich lade dich ein, den Inhalt dieses Buches nicht nur zu lesen, sondern lebendig zu «erfahren». Von ganzem Herzen danke ich dafür, dass du dir Zeit nimmst, dich von meinen Lebenserfahrungen berühren zu lassen.

«Gute Reise« und viel Spass beim «dich Annehmen», «dich Entdecken», «dich Spüren» und «dich Lieben».

Der grösste Lehrer ist in dir selbst.

(Vicky Wall)

Teil I

Einführung in einige Bereiche der östlichen Philosophie und Heilkunde

Wie ein langer Fluss
ist das Leben nur wunderbar,
wenn es kurvenreich ist.

(Chen Ziang 601–702)

Chinesische Kalligraphie

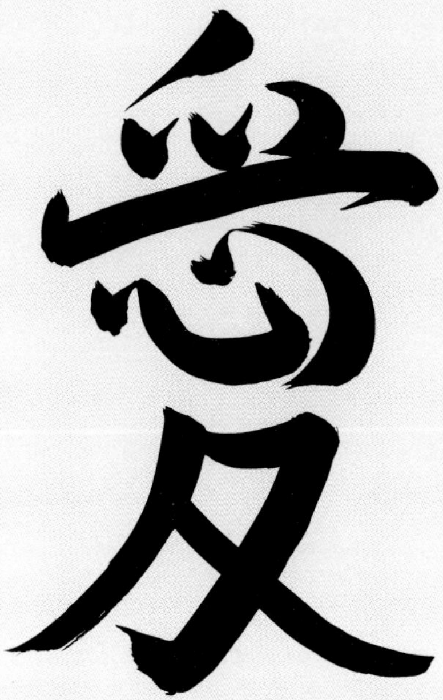

Der Geist, der allen Dingen Leben verleiht, ist die Liebe.

(Tschu-Li)

Die abgebildete chinesische Kalligraphie ist das Schriftzeichen für «Liebe». In der chinesischen Schriftsprache werden keine Buchstaben verwendet, sondern Zeichnungen mit Symbolkraft. Vor mehr als 6 000 Jahren wurden in China die ersten Zeichen auf Knochen gemalt. Diese gemalten Wörter sind bis heute ein Schlüssel zum Verständnis der chinesischen Kultur. Inzwischen gibt es ca. 48 000 Schriftzeichen.

Den Zugang zur chinesischen Kalligraphie habe ich meinem langjährigen chinesischen Taiji- und Kalligraphie-Meister Chungliang Al Huang zu verdanken.
Er vermittelt die geheimnisvolle Tiefe der Kalligraphie auf sehr lebendige, lustvolle Art. Die Zeichen werden in seinen Seminaren nicht nur mit Tusche gemalt, sondern auch getanzt und ganzheitlich als Körperbewegung erfahren.

Zum Malen der Schriftzeichen gehört das Anmachen der Tusche. Man benutzt dazu eine mit etwas Wasser gefüllte Tuschesteinschale, die zentriert vor einem liegt. Mit einem schwarzen, harten Tuschestab reibt man kreisend die Farbe auf den nassen Stein.

Das Anmachen der Tusche ist ein Ritual, um Ruhe zu finden und die eigene Mitte zu spüren. Bevor man mit Malen beginnt, versinkt man in die Leere des weissen Blattes, um aus der inneren Tiefe schöpfen zu können.

Der Pinsel steht beim Malen aufrecht in der lockeren Hand, spiegelt die Wirbelsäule und verbindet die Energie von Himmel und Erde. Der Pinselstrich verläuft von links nach rechts, von oben nach unten und von aussen nach innen.

Bei einem längeren Text mit vielen Schriftbildern werden die Zeichen auf der rechten Seite des Blattes beginnend von oben nach unten gemalt. Ein Kalligraphie-Meister zeichnet sich aus durch zentrierte Pinselführung und fliessende Pinselstriche – der Energiefluss ist auch dort sichtbar, wo die Fläche weiss ist.

Folgender Text stammt vom japanischen Zen-Meister Nagaya Roshi:

Den Tuschpinsel hält man
ganz leicht, ganz gerade, ganz senkrecht,
dann senkt man ihn auf das Papier –
vom Himmel kommt er.

Die Tuschspur ist keine Schönschrift –
es ist etwas, das vom Urgrund kommt.

Wenn man ein Zeichen macht,
dann muss man selbst
diese Wesensnatur sein.

Die chinesischen oder japanischen Schriftzeichen (in unserer Kultur «Wörter») werden auf verschiedene Weise gedeutet und in Verbindung mit dem Kosmos erspürt. Jedes Zeichen oder auch Bild ist allumfassend, d.h. mit allen Schwingungen des Universums verbunden (UNI = eins, VERS = Lied). Jedes Schriftzeichen gehört zu dem «einen Lied» der Schöpfung.

In der Kalligraphie «Liebe» ist das «Herz« in der Mitte abgebildet, wobei zur Energie des Herzens auch der «Geist» gehört. Das untere Zeichen bedeutet «Freundschaft» oder «Beziehung». Das oberste Zeichen drückt aus, dass die kosmische Schwingung «vom Himmel» durch das «Herz» und die «Beziehung» fliesst.

Erlaube dir, jedes Mal etwas anderes zu erkennen, wenn du in diesem Buch oder woanders ein chinesisches Schriftzeichen siehst. Geniesse die Freiheit, die Schriftbilder zu erspüren, ohne zu wissen, was sie bedeuten.

Die «Liebe» ist eine wunderschöne, geheimnisvolle, allumfassende Kraft. Durch die RI-TAI-Bewegungsform kannst du die heilende Kraft der «Liebe» in dir erfahren.

T a o

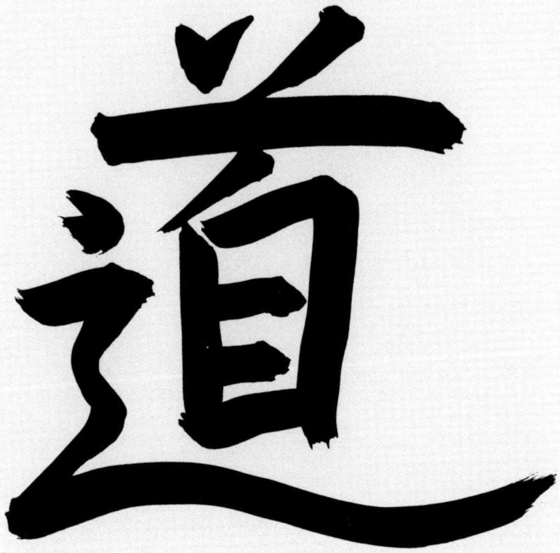

Des Geheimnisses noch tieferes Geheimnis ist das Tor, durch das alle Wunder hervortreten.

(Laotse)

Für das Wort «Tao» (auch «Dao») gibt es viele Interpretationen, z.B. Gott, Ursprung, grosser Geist, Weg oder Wandlung. Dieser Begriff will die geheimnisvolle Quelle der Schöpfung beschreiben – den möglichen Ursprung allen Lebens.

Über das «Tao» schreibt Laotse in seinem Buch «Tao Te King»:

Es ist so gross,
dass man es nicht benennen kann.

Das «Tao Te King» besteht aus 81 Texten, die sich dem «Tao» widmen.

Es gibt sehr viele Bücher, in denen versucht wird, den «Tao Te King»-Text zu übersetzen. Die wirkliche Bedeutung kannst du vielleicht ein wenig erahnen, wenn du dir erlaubst, mit Begriffen, Eigenschaften und Bildern zu spielen, ohne dich zu fixieren oder absolut deuten zu wollen.

Wirst du ganz still und nimmst du dir Zeit, die Wunder der Natur zu beobachten, spiegelt dir ihr ständiger Wandel das «Tao».

Schaue dir das Schriftzeichen für «Tao» an und erspüre das Bild wie ein neugieriges Kind, bevor du weiterliest.

Von den verschiedenen Deutungen, die ich über dieses Zeichen gehört oder gelesen habe, möchte ich die folgende auswählen:

Stelle dir vor, du befindest dich auf der Reise zu deinem wahren Selbst in einem Boot auf dem Fluss des Lebens – über dir spürst du die reine Lichtkraft des Himmels, die dich und alles Leben auf der Welt segnet.

Den nachstehenden Text hat Árpád Romándy verfasst:

«Selbstorganisierende Ordnung ist einer der wesentlichsten Inhalte des chinesischen Denkens und die Basis des medizinischen Wissens Chinas. China kennt keinen Schöpfergott, sondern betrachtet Natur und Kultur als Ausdruck einer organischen Ordnung, «Tao» genannt. Weisheit ist, mit dem Tao zu gehen und sich dem Fluss der Dinge anzuvertrauen.

Aus dem Wissen, dass alles in der Natur miteinander in Wechselbeziehung steht, dass Ordnung Dynamik wie auch Harmonie bedeutet und dass das Einzelne nicht aus seinem Zusammenhang gelöst werden kann, entsteht eine Philosophie, die nach dem möglichen Einklang mit dem Ganzen fragt und die nach Wegen sucht, die verloren gegangene Beziehung zum Ganzen wiederzufinden.»

Durch die RI-TAI-Übungen kommst du in Kontakt mit dem «Tao», dem Ursprung deines Wesens – dem Ursprung der Schöpfung, mit der du EINS bist.

Yin/Yang

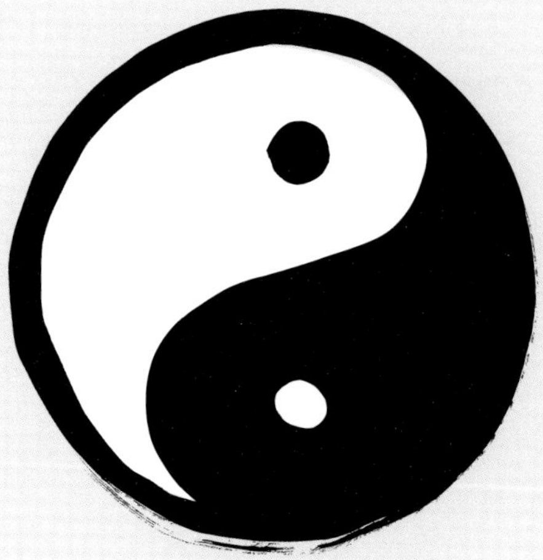

Das Licht
wird in der Dunkelheit gefunden –
nur dort.

(Thorwald Dethlefsen)

Schaue dir das Yin/Yang-Symbol an. Es birgt in sich das schwarze, dunkle Yin und das weisse, helle Yang vereint im Kreis. Gleichzeitig erkennst du das fliessende Wechselspiel zweier Energien. Im Wandel der Bewegung wächst Yang im Yin und Yin im Yang. Der kleine Punkt zeigt dir, dass der Same für Yang bereits im Yin enthalten ist und im Yang der Same von Yin.

Zum weiteren Verständnis sind nachstehend einige zugeordnete Begriffe aufgeführt:

Yin	Yang
Mond	Sonne
Nacht	Tag
Erde	Himmel
weiblich	männlich
kalt	heiss
unbewusst	bewusst
einatmen	ausatmen
nehmen	geben
Rückzug	Angriff
linke Körperhälfte	rechte Körperhälfte
rechte Gehirnhälfte	linke Gehirnhälfte
Gefühl	Verstand
Intuition	Intellekt
Unterbewusstsein	Bewusstsein

Das Yin/Yang-Symbol möchte u.a. ausdrücken, dass alle polaren Schwingungen nicht voneinander getrennt, sondern in fliessendem Wandel miteinander verbunden sind. Alles ist im Ursprung «eins» (im Kreis) – «das Eine ist nie ohne das Andere».

Sobald der Mond (franz. «la lune» – «die Möndin») voll ist, nimmt er (sie) sogleich wieder ab und ist nur den Bruchteil von einer Sekunde wirklich voll. Die Natur spiegelt uns überall das Wechselspiel von Yin und Yang wie einen Tanz zweier gegensätzlicher und doch harmonischer Kräfte.

Rückblickend habe ich erkennen dürfen, dass ich in schwierigen Lebenssituationen jedes Mal auch ein Geschenk erhalten habe. «Gut oder schlecht» – «richtig oder falsch» – sind nicht getrennt voneinander, sondern gehören zusammen.

Es gibt kein Problem,
das nicht auch ein Geschenk für dich
in den Händen trüge –
du suchst Probleme,
weil du ihre Geschenke brauchst.

(Richard Bach)

Wenn du irgendwann das Gefühl hast, in einer Sackgasse zu stecken, meditiere mit dem Yin/Yang-Symbol.

Wahrscheinlich faszinieren mich Qigong-, RI-TAI- oder Taiji-Bewegungsformen, weil es bei diesen Übungen u.a. darum geht, die fliessende Verbindung zwischen Yin und Yang zu erfahren.

Als ungeduldige Powerfrau (Yang-Betonung) bin ich seit vielen Jahren am Lernen, meine weiche, sanfte Yin-Seite auch zu leben. Umgekehrt kann es für jemanden wichtig sein, die aktive Yang-Seite mehr in sein Leben einzubeziehen.

Im Kapitel «Meridiankreislauf» (siehe Seite 22) findest du weitere Erklärungen zu Yin und Yang.

Während der Durchführung der RI-TAI-Übungen werden die weiblichen und männlichen Schwingungen in dir angeregt und miteinander verbunden, um inneres Gleichgewicht zu finden.

Chi

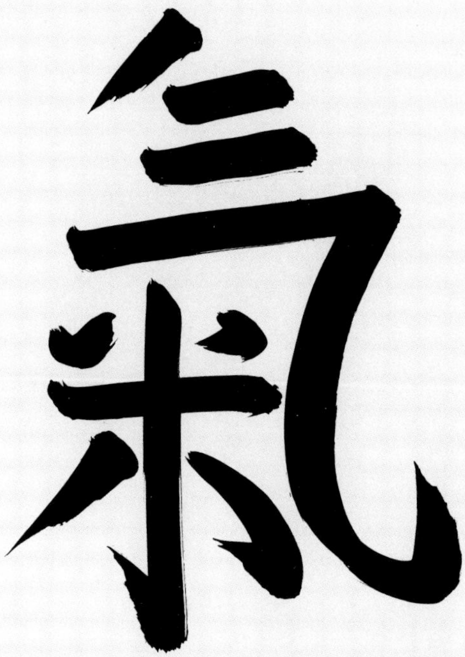

Chi – das sind die Kräfte des Universums, die zwischen Himmel und Erde wirken.

Es ist die ursprüngliche Lebensenergie, die wir von unseren Eltern mitbekommen haben, wie sie von ihren Eltern – zurück bis zu Anbeginn der Zeiten.

(Chungliang Al Huang)

Das Wort «Chi» (auch Qi sowie Ki, z.B. im Wort Aikido oder Reiki enthalten) bedeutet u.a. universelle Lebensenergie, Schöpferkraft, Heilkraft, Atem oder Prana (indisch).

Im chinesischen Schriftzeichen «Chi» findest du unten das Reiskorn (ähnlich wie das Zeichen für «Baum», siehe Seite 54). Es ist umgeben von dem Symbol für Dampf bzw. Wasserkreislauf (es regnet – der Fluss fliesst – das Wasser verdampft und es bilden sich Wolken). Im oberen Teil der Kalligraphie kannst du die kosmische, reine Lichtkraft erkennen, die zur Erde strahlt.

Legen wir einen Samen in die Erde, wird er in Verbindung mit dem Wasser, der Erde und der kosmischen Energie (Chi) zu einer Pflanze heranwachsen. Vielleicht liebe ich das Werken in unserem Garten darum so sehr, weil ich immer wieder mit den Wundern der geheimnisvollen Verbindung von Planeten, Naturwesen, Steinen, Mineralien, Elementen, Pflanzen und Tieren in Berührung komme.

Auch die Kraft unserer Gedanken könnte man als Chi bezeichnen. Im Buch «Das geheime Leben der Pflanzen» werden Versuche beschrieben, die vor mehr als 30 Jahren mit Pflanzen durchgeführt wurden. Es ist faszinierend zu erfahren, wie Pflanzen auf unsere Gedanken reagieren.

Mit der Kraft deiner Gedanken kannst du z.B. auch das Chi des Wassers beeinflussen. Der japanische Wissenschaftler Dr. Masaru Emoto hat seit vielen Jahren faszinierende Forschungen mit der Energie des Wassers gemacht. Er sprach mit dem Wasser und fotografierte es anschliessend bei minus fünf Grad Celsius. Seine Kristallbilder spiegeln sehr deutlich, ob die Gedankenkraft seiner Worte positiv oder negativ war.

Die Kraft deiner Gedanken kannst du sichtbar machen mit einem Pendel oder Ring, der an einem ca. 8 cm langen dünnen Faden hängt. Halte das Ende des Fadens mit Daumen und Zeigefinger fest und den Pendel ca. 2 cm über die Mitte des Kreises (Abb. 1). Mit aufgestelltem Ellbogen bleibt die Hand ruhig.

Entspanne dich und befehle deinem Pendel, in welche Richtung es sich bewegen soll: hin und her, senkrecht von oben nach unten oder waagrecht von links nach rechts – kreisend nach rechts oder links. Ändere deinen Befehl, sobald sich das Pendel in der gewünschten Richtung bewegt.

Immer wieder fragen meine Schüler: «Was kann ich machen, um mich vor negativen Energien zu schützen?» Ich beschreibe dann folgendes Bild:

«Stelle dir einen Wasserhahn vor, aus dem reines Wasser strömt – es kann kein Dreck oder Schlamm von aussen eindringen.»

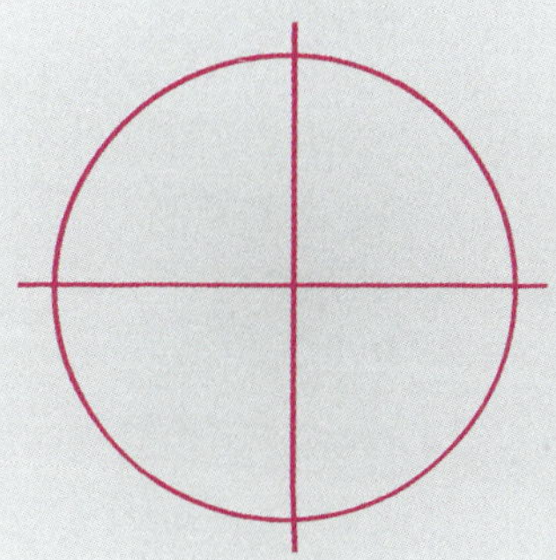

(Abb. 1)

Lasse reine Liebe und weiss-goldenes Licht aus deiner inneren Kraftquelle nach aussen strahlen – verschenke und verströme dein eigenes Chi. Dadurch wird sich sofort deine Aura ausdehnen. Die ausgesandte Liebe fliesst immer wieder zu dir zurück.

Sei dir bewusst, dass jeder Atemzug etwas Kostbares und Heiliges ist, denn du atmest Chi ein. Chi ist die reine Liebe der geistigen Welt. Chi ist die heilende Lichtkraft der Urquelle, die alles Leben unaufhörlich durchflutet und nährt. Jeder achtsame Atemzug ist eine Meditation. Einen Vorschlag für eine Heilmeditation mit dem Atem findest du in Teil III auf Seite 88.

Weltweit gibt es verschiedenste Projekte, um die geheimnisvolle Kraft von Chi zu erforschen. Wir dürfen neugierig sein auf neue Erkenntnisse und gleichzeitig dem vertrauen, was wir selber spüren.

Das Fliessen von deinem Chi, deiner Lebensenergie, wird durch RI-TAI in allen Energiekörpern (Körper, Geist, Seele, Äther) angeregt.

Wu-Wei

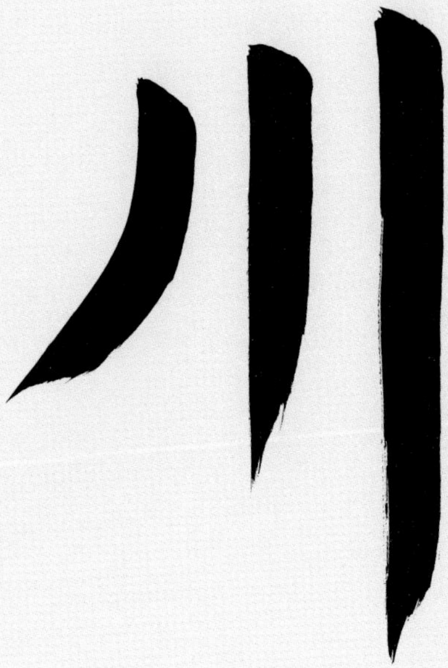

Das Glück hat seine Grundlagen in der Achtsamkeit.

(Thich Nhat Hanh)

Die abgebildete Kalligraphie ist das Zeichen für «Fluss».

Das chinesische Wort «Wu-Wei» bedeutet «Handeln durch nicht handeln».

Stellen wir uns folgende Situation vor: einige Personen müssen ein Holzfloss durch einen Fluss, in dem sie stehen können, an das gegenüber liegende Ufer befördern.

1. Variante:
«Fast gar nicht handeln» – sie geben dem Floss einen Tritt und hoffen, dass es irgendwann auf der anderen Seite des Flusses ankommt.

2. Variante:
«Zu viel handeln» – sie halten das Floss fest, schieben es ins Wasser und «wollen» es direkt und so schnell wie möglich an das andere Ufer stossen. Ungeduldig drängeln sie, verletzen sich und beschimpfen einander. Anschliessend fühlen sie sich erschöpft, angespannt und verärgert.

3. Variante:
«Wu-Wei» – **«Handeln durch nicht handeln»** – sie schauen zuerst auf die Strömung des Wassers und dann auf das gegenüber liegende Ufer für einen Anlegeplatz. Im Wasser halten sie das Floss sehr locker am Rand, damit es von der Strömung fortbewegt werden kann – gleichzeitig sind sie achtsam in Kontakt miteinander. Das Floss folgt nicht ihnen, sondern sie folgen dem Floss. Sie fühlen sich entspannt, lachen und können ihre Aufgabe geniessen.

In meiner ungeduldigen Sturm- und Drangzeit wollte ich oft zu viel, am liebsten sofort – die «Wu-Wei»-Energie war/ist ein hilfreicher Lehrmeister für mich.

Lade die «Wu-Wei»-Weisheit in deine nächste Herausforderung ein:

- beachte die Zeichen deiner Umgebung,
- spüre wach und bewusst mit allen Sinnen die Schwingungen in dir und im Aussen,
- lasse dich von deiner inneren Stimme und deiner Intuition führen,
- «handle durch nicht handeln».

Die RI-TAI-Übungen können dir helfen, ruhiger, achtsamer und gelassener zu werden – ganz im Sinne von «Wu-Wei».

Regenbogenfarben und Chakras

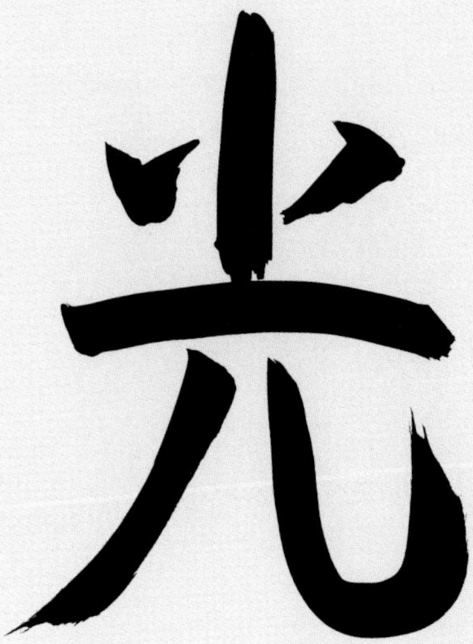

Farben sind die Sprache der Seele.

(Johann Wolfgang von Goethe)

Wenn die Sonne auf einen Tautropfen scheint oder auf Schnee, kannst du das Strahlen aller Regenbogenfarben bewundern. Im Regenbogen selber leuchten sieben Farben in der Reihenfolge rot, orange, gelb, grün, türkis, blau und violett.

1961 machte ich meine ersten Erfahrungen mit der Heilkraft von Farben. Ich wohnte als Au-pair-Mädchen in einer Familie in England. Die Grossmutter war medial begabt und empfing Durchsagen aus der geistigen Welt. Ihr Mann behandelte Patienten mit farbigen Lampen. Seither fasziniert mich die geheimnisvolle Welt der Farben und des Lichtes.

Das abgebildete Schriftzeichen für «Licht» ist u.a. Bestandteil eines Reiki-Symboles. Während meiner Chinareise entdeckte ich in einem Kloster diesen Schriftzug in Gold gestickt auf einem roten Samtwandbehang.

In der Aura-Soma-Farbtherapie wird die Heilung mit Farben als die älteste Therapie der Welt erwähnt.

In jedem Kristall können wir das Schillern aller Regenbogenfarben erkennen. Kristalle und farbige Edelsteine können z.B. auch bei Meditationen oder Energiebehandlungen einbezogen werden.

Medial begabte Menschen erkennen in den Farben der Aura unsere verschiedenen Seelenschwingungen und Lernaufgaben. Aus Aurafotos ist ersichtlich, dass sich die Farben unseres feinstofflichen Körpers je nach unserem Gefühlszustand ständig verändern.

Unser Energiekörper ist sehr geheimnisvoll. In der indischen Heilkunde gehören zu unserem Ätherkörper Chakras (Chakra = Sanskritwort mit folgender Bedeutung: Rad, Kraftzentrum, Energiewirbel, kleine Sonne, Lotosblume oder Kelch einer Blüte). Durch die sich drehenden Chakras nehmen wir unaufhörlich neue Energie auf und strahlen alte ab. Den sieben Hauptchakras werden die Regenbogenfarben zugeordnet (Abb. 2). Male selber die entsprechenden Farben in die Abbildung.

Dein Lichtkörper wird durch RI-TAI gereinigt und aktiviert. Die Farben in den Chakras und in der Aura strahlen klarer.

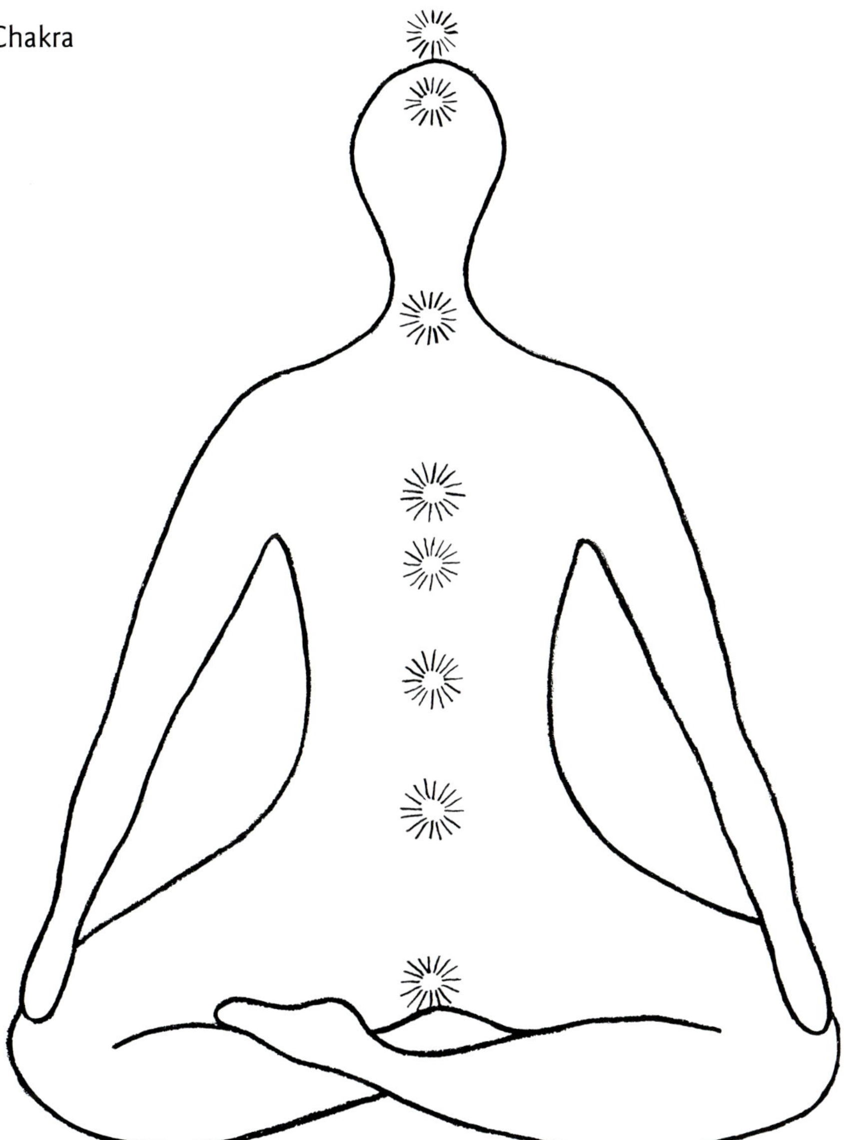

(Abb. 2)

Meridiankreislauf

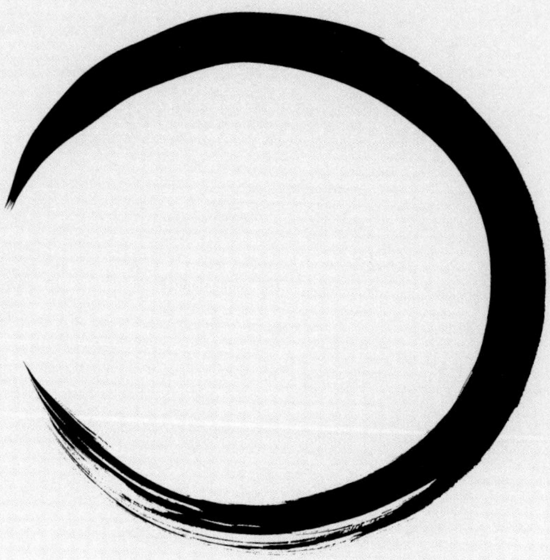

**Unser Körper ist ein Fluss,
in dem jede Zelle ein Wassertropfen
in steter Wandlung und Bewegung ist.**

(Thich Nhat Hanh)

Die abgebildete Kalligraphie zeigt einen «Kreis».

Unser Körper wird durchzogen von Kanälen (Meridianen), durch die unaufhörlich Chi (Lebensenergie) fliesst. Die chinesische Ganzheitsmedizin hat das Ziel, den Energiefluss in den Meridianen zu harmonisieren, um den Menschen gesund zu erhalten.

Durch Ärger, Angst oder Stress wird der Energiefluss blockiert – durch Lebensfreude, Geniessen, Zufriedenheit, Glücksgefühl fliesst die Energie. In China spricht man von «fliessendem Gold», wenn das Chi frei durch die Meridiane strömt.

Entlang der Meridiane befinden sich Akupunktur-Punkte mit elektromagnetischen Eigenschaften. Durch Stimulieren dieser Punkte wird das freie Fliessen der Energie unterstützt und eine heilsame Wirkung gefördert.

In der Akupunktur erfolgt die Stimulierung der Punkte mit Nadeln, in der Akupressur mit Fingerdruck. In der asiatischen Bewegungskunst (z.B. Qigong, RI-TAI oder Taiji) wird die Zirkulation des Chi durch weiche, fliessende Übungsformen angeregt.

Ob die Meridiane durchgehende Bahnen sind oder kurze, aneinander hängende Abschnitte, wird zurzeit untersucht.

Das Meridiansystem besteht aus zwölf Haupt-, zwei Sonder- sowie weiteren Nebenmeridianen und Querverbindungen, deren Energiepunkte u.a. verbunden sind mit den inneren Organen, den Knochen, den Muskeln, der Haut und dem Gewebe.

Sechs Yin/Yang-Hauptmeridianpaare bilden einen Energiekreislauf:

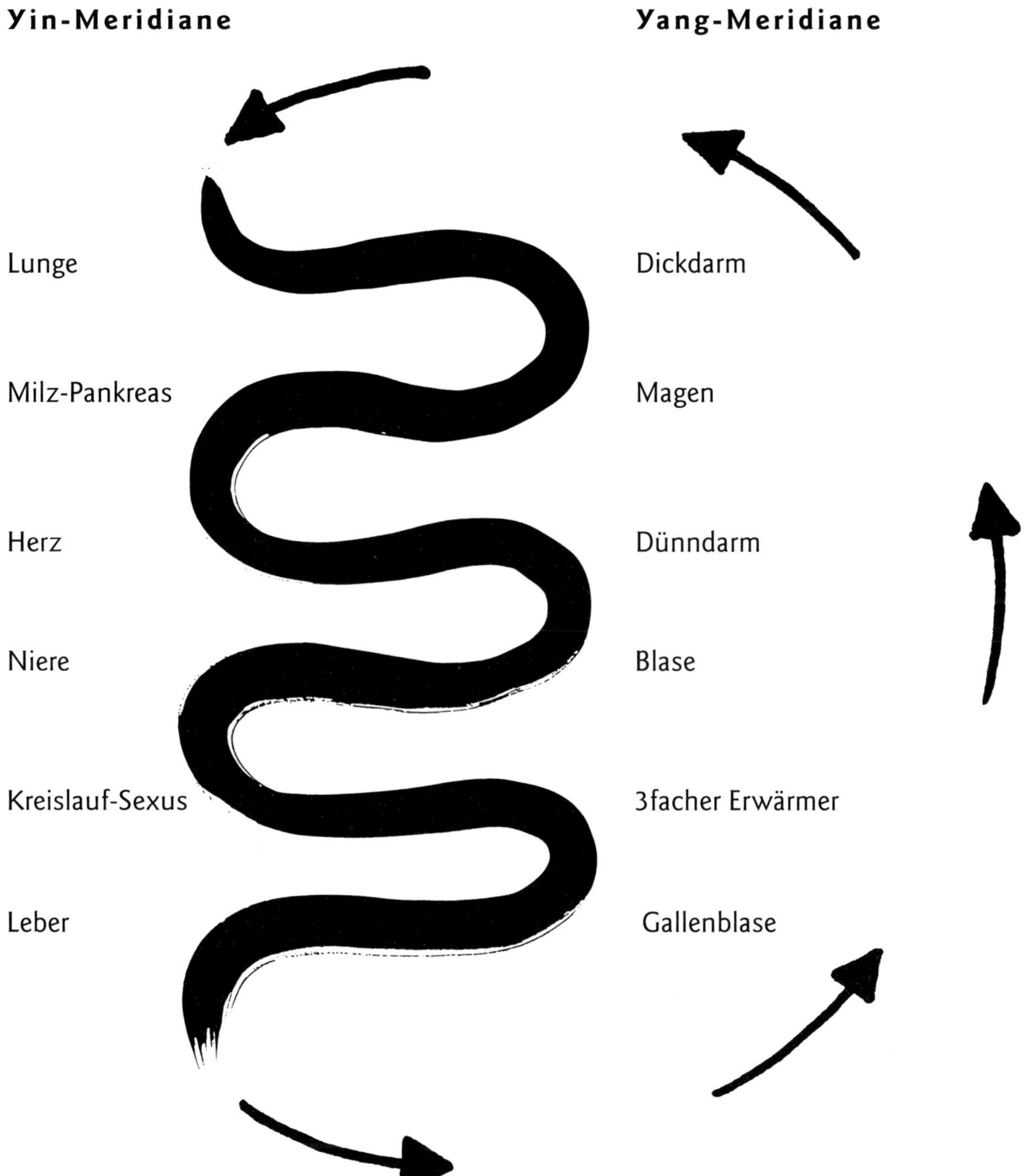

(Abb. 3)

Meridiankreislauf

Auf den Abbildungen 4–9 werden die einzelnen Meridianpaare gezeigt. Im Körper verlaufen die Meridiane beidseitig. Sie sind auf den Abbildungen nur einseitig dargestellt. An den Innenseiten der Beine, Arme und Hände verlaufen die Yin-, an den Aussenseiten die Yang-Meridiane.

Die Energie in den Meridianen schwingt zwischen den Polen Yin und Yang (siehe Seite 14) hin und her. Ein Yin-Meridian verläuft im Körper von unten nach oben, und die Yin-Energie kommt von der Erde. Ein Yang-Meridian verläuft von oben nach unten, und die Yang-Energie kommt von der Sonne.

Auf den Abbildungen 5, 7 und 9 entspricht der vorgenannte Verlauf der Yin- und Yang-Meridiane bei erhobenen Armen.

Meridian Gallenblase (Yang) **Meridian Leber (Yin)**

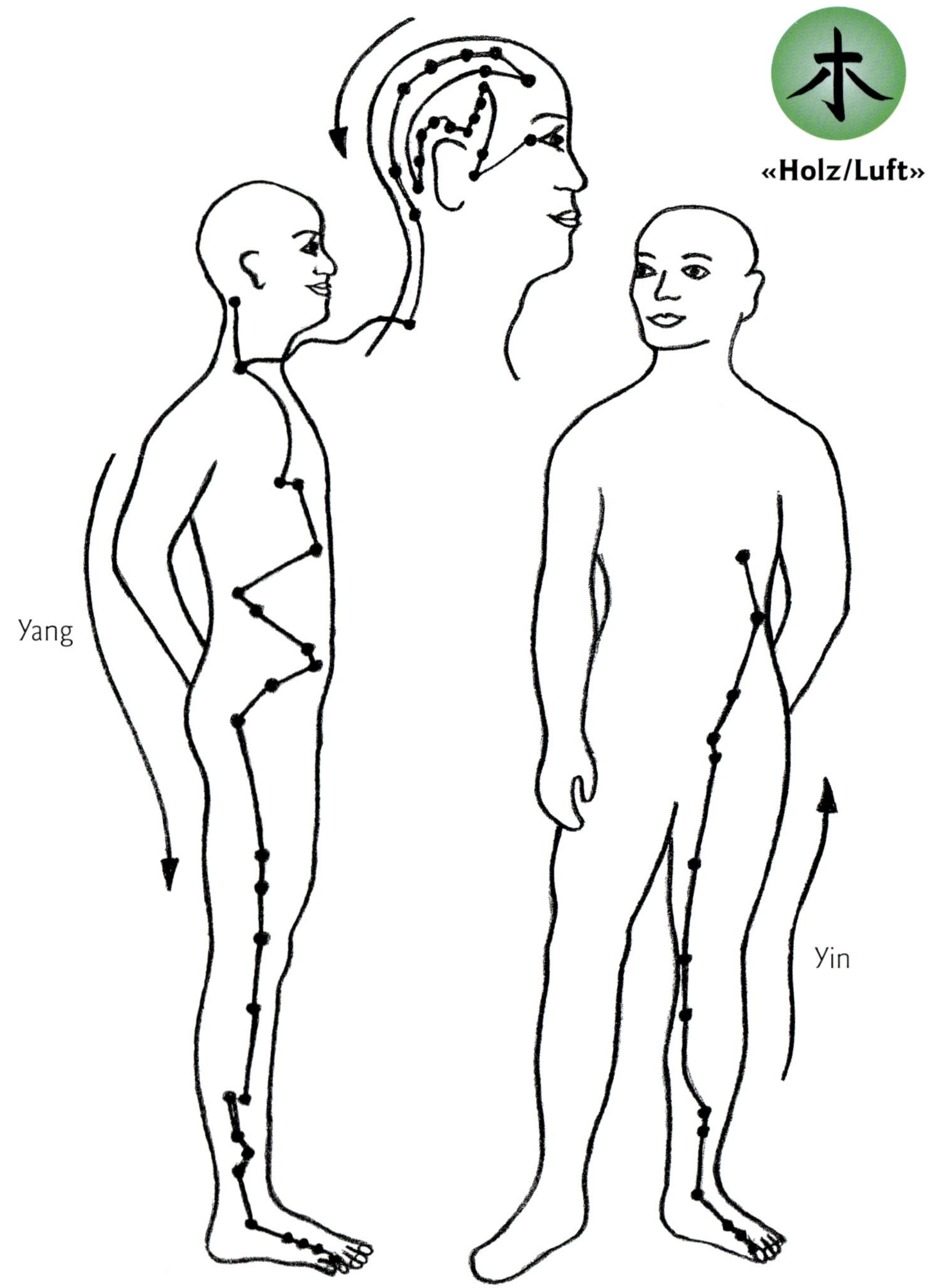

(Abb. 4)

Meridian Dickdarm (Yang) **Meridian Lunge (Yin)**

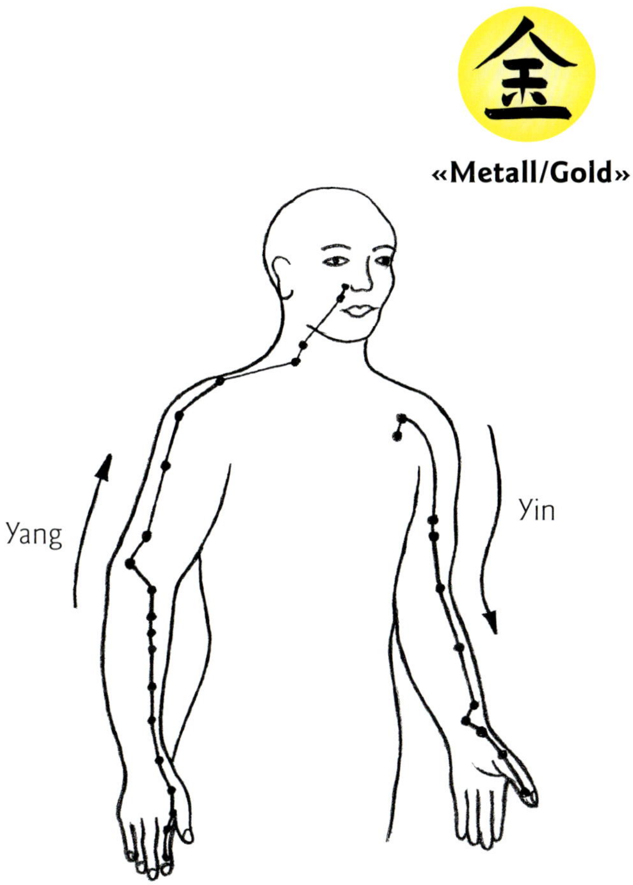

(Abb. 5)

Meridian Magen (Yang) **Meridian Milz-Pankreas (Yin)**

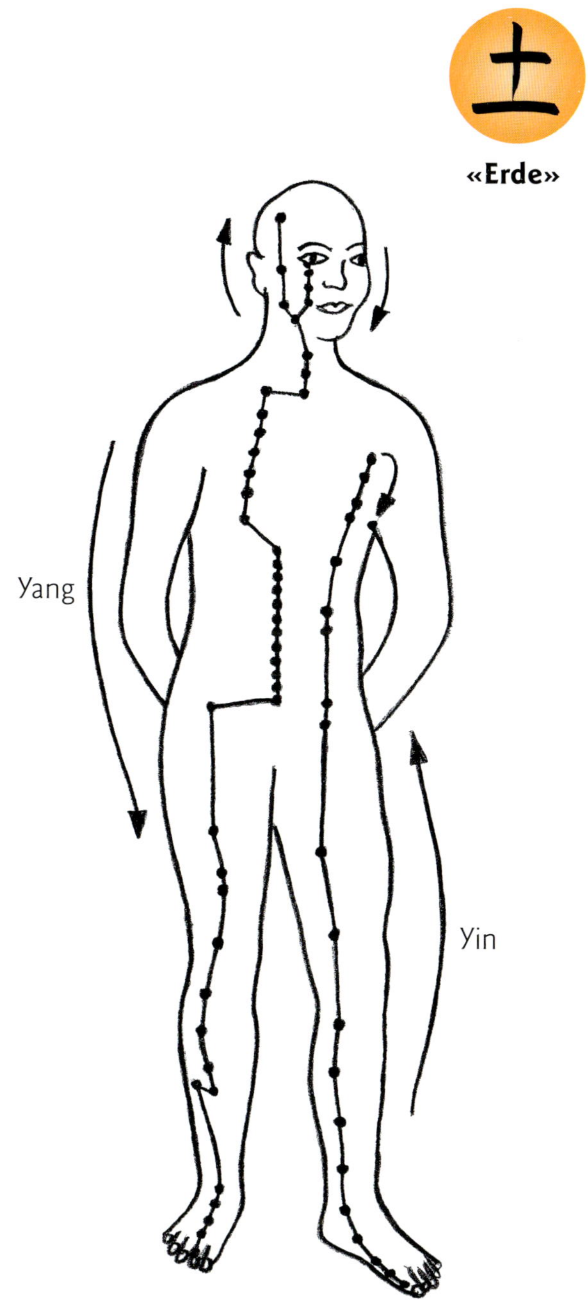

(Abb. 6)

Meridian Herz (Yin)

Meridian Dünndarm (Yang)

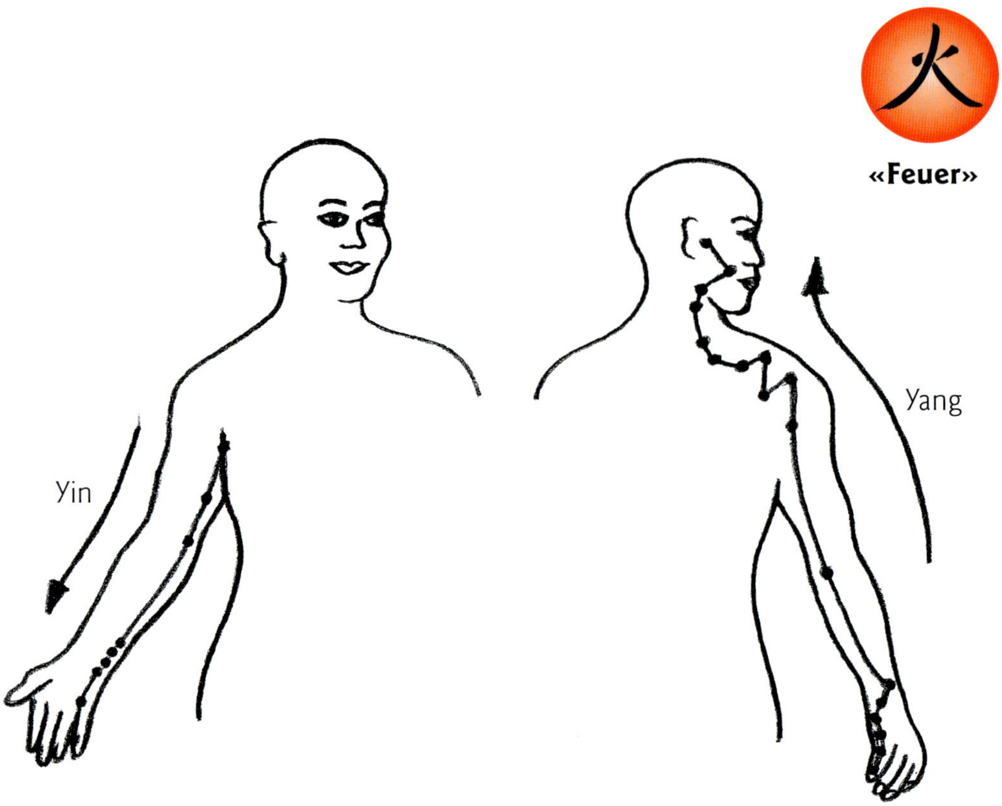

(Abb. 7)

Meridian Blase (Yang)

Meridian Niere (Yin)

«Wasser»

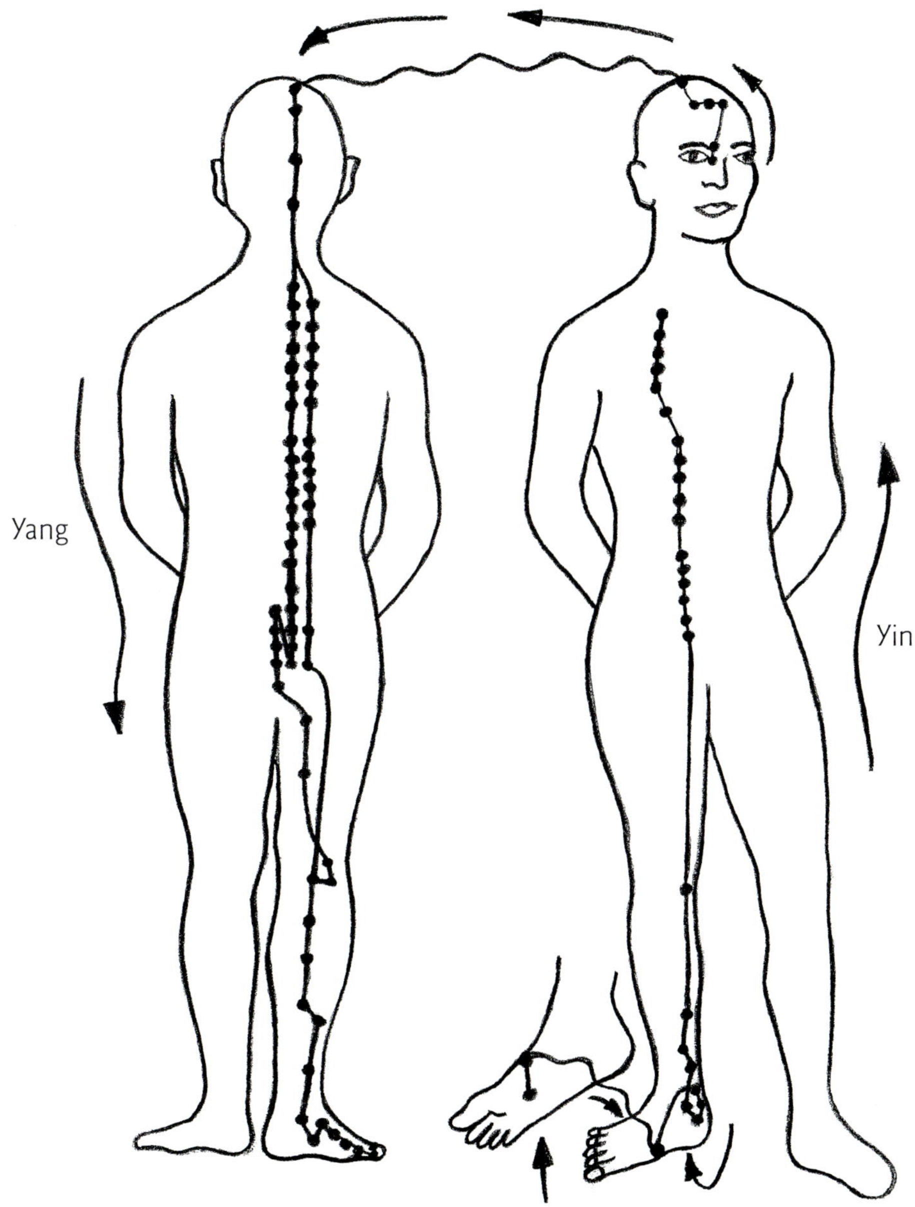

(Abb. 8)

Meridian Kreislauf-Sexus (Yin)

Meridian Dreifacher Erwärmer – Atmung, Verdauung, Ausscheidung (Yang)

«Herz»

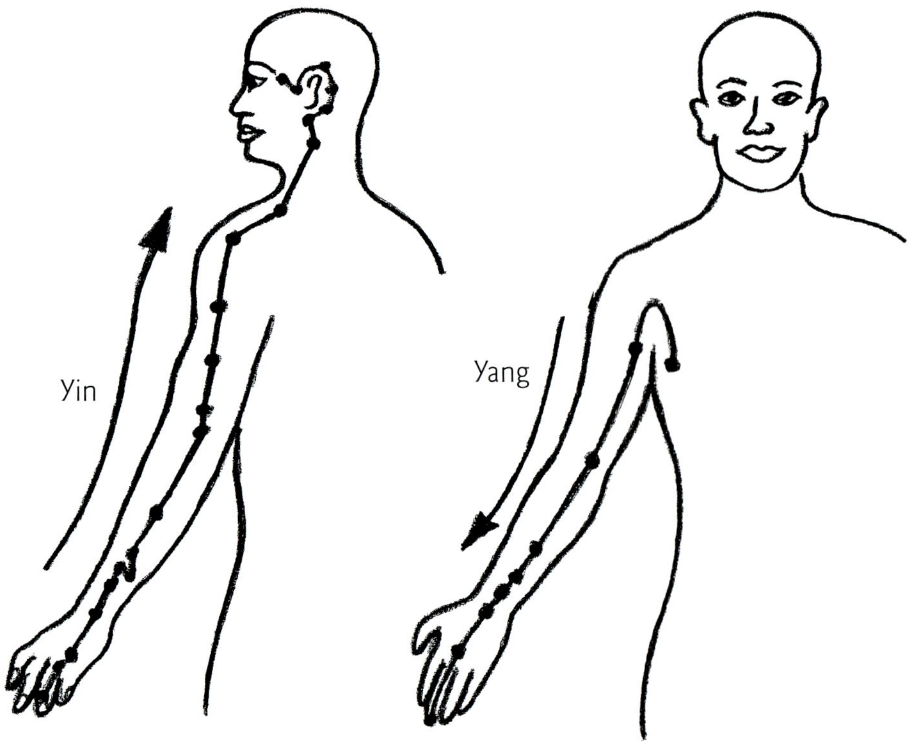

(Abb. 9)

Einen eigenen Kreis bilden die zwei Sondermeridiane auf Abb. 10. Sie werden als Gefässe bezeichnet und sammeln das Chi aus allen Yin- und Yang-Meridianen, um es in den Körper zurückzuführen.

Meridian Konzeptionsgefäss (Yin) **Meridian Gouverneursgefäss (Yang)**

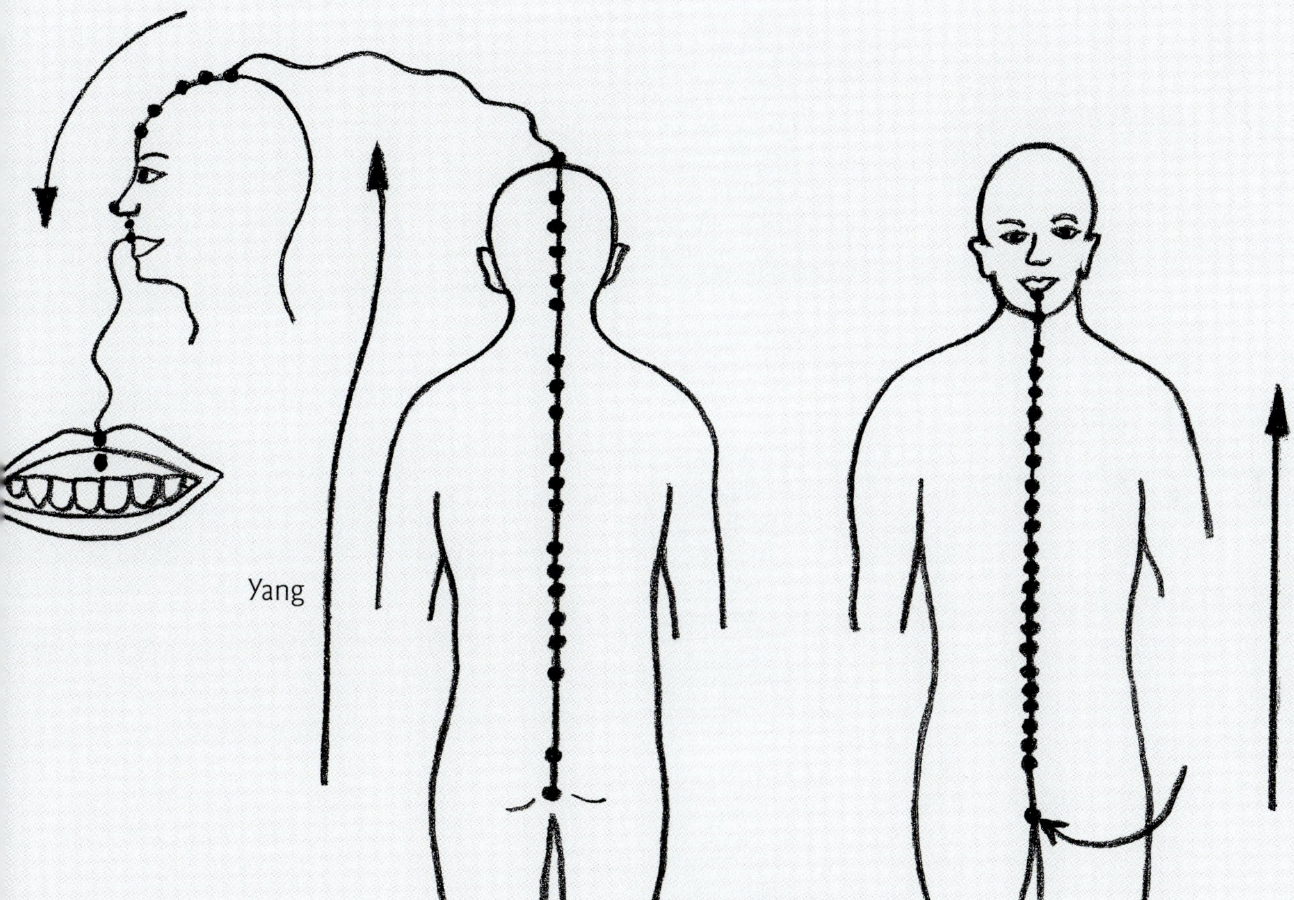

(Abb. 10)

Alle RI-TAI-Übungen durchlaufen die abgebildeten Meridiankreisläufe und wirken vorbeugend und heilend für das ganzheitliche Wohlbefinden.

Da alle Meridiane miteinander verbunden sind, regt auch bereits nur eine einzelne ausgewählte RI-TAI-Übung den Energiefluss im ganzen Meridiansystem an.

Feng Shui

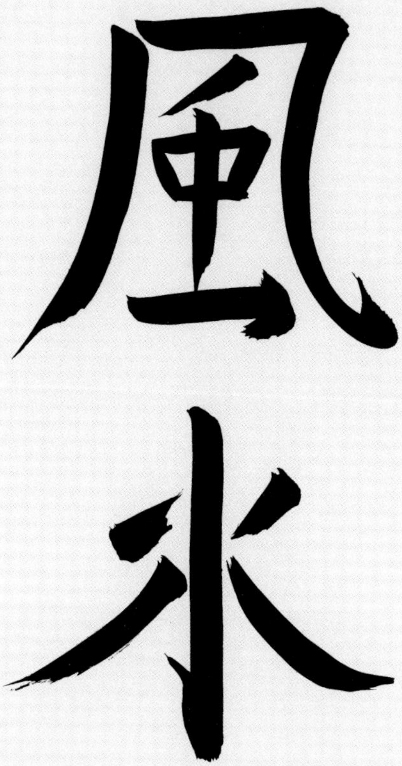

Im Sonnenschein des Gewahrseins wird jeder Gedanke, jede Handlung heilig.

(Thich Nhat Hanh)

Feng Shui ist der Begriff für die seit über 3 500 Jahren praktizierte chinesische Kunst der Raumgestaltung. Das Wort «Feng» bedeutet «Wind» und das Wort «Shui» heisst «Wasser».

Im abgebildeten Schriftzeichen steht oben «Wind» und darunter «Wasser».

Um z.B. einen günstigen Standort für ein Haus zu bestimmen, werden die umliegenden Naturkräfte erspürt, damit nicht ein zu starker Wind oder eine Wasserflut zerstörend wirken können.

Feng Shui könnte auch als Kunst der Wohnqualität bezeichnet werden. Es geht darum, dass die Lebensenergie (Chi, siehe Seite 16) frei und harmonisch durch unser Zuhause oder unseren Arbeitsplatz fliessen kann.

Wenn sich z.B. in einem Bach Äste ansammeln, verändert sich sofort die Strömung des Wassers. Es kann einen Stau geben, und das stehende Wasser beginnt zu faulen.

Je nachdem wie wir Möbel, Spiegel, Bilder, Pflanzen, Blumen usw. in einem Garten, Haus oder Zimmer anordnen, kann das Chi frei zirkulieren oder stagnieren und sich stärkend oder schwächend auf unser Wohlbefinden auswirken. Gegenstände in einer Wohnung haben ebenfalls Energie und können die Atmosphäre in einem Raum positiv oder negativ beeinflussen.

Meine Begeisterung für Feng Shui begann mit einem kleinen humorvollen Taschenbuch («Feng Shui gegen das Gerümpel des Alltags»). Nach 25 Jahren hatten sich in unserem Haus «Berge» von Gerümpel angesammelt – sicher auch wegen meiner Einstellung, dies oder das könnte man irgendwann noch einmal gebrauchen. Wahrscheinlich hätte ich es bei Bedarf gar nicht mehr gefunden.

Meine bisherigen Erfahrungen mit «Ausmisten» und «achtsam und intuitiv Neugestalten» haben mich von der Wirksamkeit der Feng-Shui-Kunst überzeugt.

Durch das «Loslassen» von unnötigen Gegenständen wird Energie frei für neue Lebensbereiche. Unser Zuhause ist lebendig verbunden mit unserer Lebensqualität.
Mit Feng Shui können wir lernen, für ein gesundes, harmonisches und erfolgreiches Leben unterstützende Energien einzuladen (z.B. Pflanzen, Blumen, Farben, Symbole, Zahlen, Gegenstände, Rituale).

Das Zusammenspiel von Himmelsrichtungen, 5 Elementen, Zahlen, Farben usw. ist geheimnisvoll.
Um die verschiedenen Feng-Shui-Systeme zu verstehen, ist sicher ein jahrelanges Studium erforderlich.

Die Hauptquelle des Feng Shui ist das «I Ging», das chinesische Buch der Wandlungen (siehe Seite 92). Dieses Weissagungsbuch ist das älteste Buch Chinas.

Feng Shui Bagua

Fülle Segen Reichtum Wohlstand Vermögen	Ruhm Anerkennung Selbstausdruck Selbsterkenntnis Erleuchtung	Ehe Liebe Partnerschaft Beziehungen Kontakte
Vorfahren Familie Gemeinschaft Lehrer Vorgesetzte	Mitte Zentrum Einheit Gesundheit Vitalität	Kinder Nachkommen Kreativität Projekte Klänge
Wissen Persönliches Wachstum Selbstverwirklichung Weiterentwicklung Weisheit	Beruf Erfolg Karriere Lebensziel Lebensreise	Reisen Freunde Engel Unterstützung Hilfreiche Menschen

Das Feng Shui Bagua besteht aus 9 Feldern, die bestimmten Lebensbereichen («Schätzen des Lebens») sowie u.a. auch Zahlen zugeordnet sind.

Wollen wir einen bestimmten Lebensbereich fördern, befreien wir ihn zuerst von altem Gerümpel und gestalten ihn dann neu.

Den Bagua-Raster legt man so auf den Plan von einem Garten, einem Haus, einer Wohnung oder einem Zimmer, dass die untere Kante im Haupteingangsbereich (Tür) liegt. Man kann z.B. am Arbeitsplatz das Bagua auch auf dem Schreibtisch anordnen.

Das Bagua kann eine Unterstützung sein, um mit der Feng Shui-Weisheit vertrauter zu werden.

Es geht im Feng Shui nicht darum, sich an strenge östliche Regeln zu halten. Wir können dem eigenen Empfinden vertrauen und selber intuitiv spüren, auf welche Weise wir Feng Shui anwenden wollen. Das, was uns gefällt, stärkt unser Chi und damit auch unsere Gesundheit.

Die Feng Shui-Kunst und auch Rituale anderer Kulturen zeigen Möglichkeiten auf, Räume energetisch zu reinigen («Space Clearing») und zu segnen, um unsere Lebensqualität zu verbessern. Unser Zuhause und unseren Arbeitsplatz können wir bewusst zu unserem persönlichen Paradies gestalten, in dem wir uns wohl fühlen und glücklich sind.

Hinweise für die genaue Anwendung des Bagua-Rasters findest du in erwähnten Fachbüchern des Literaturverzeichnisses auf Seite 92.

Deine Wahrnehmung für feinstoffliche Schwingungen wird durch die RI-TAI-Übungen verstärkt. Du wirst sensibel für das Spüren der Energie im eigenen Körper, in der Aura und in deiner Umgebung.

5-Elemente-Kochen

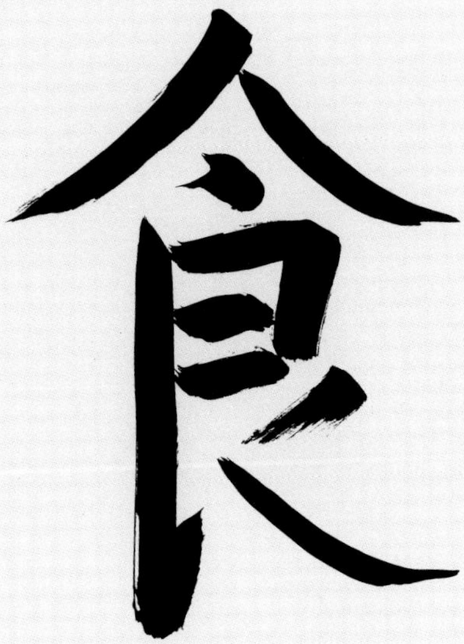

In einem Stück Brot können wir das ganze Universum sehen und schmecken.

(Thich Nhat Hanh)

In vielen Kulturen war und ist das Kochen ein heiliges Ritual. Wird ein Gericht mit Liebe und Achtsamkeit zubereitet und gekocht, nehmen wir diese Schwingungen mit dem Essen auf.

Die abgebildete Kalligraphie zeigt den Begriff «Essen».

Wenn ich jetzt auf meine eher bescheidenen Kochkünste der letzten 31 Ehejahre zurückblicke, erinnere ich mich, dass mein Mann uns als Erstes einen Toaster schenkte, damit es auch etwas «Warmes» zu essen gäbe.

In unserem Garten fasziniert mich seit Jahren das Säen, Pflanzen und Ernten von Früchten und Gemüse.
Dem Kochen selber konnte ich keine wirkliche Freude abgewinnen.

In den vielen Fastenkursen, die ich durchführte, war mir in den Aufbautagen immer die achtsame, intuitive Auswahl der Nahrungsmittel sowie das langsame, dankbare «Kauen» und «Essen» ein grosses Anliegen.

Meine plötzliche Begeisterung für das Kochen wurde im Sommer 2002 geweckt, als ich bei einer TCM-Therapeutin (TCM = Traditionelle Chinesische Medizin) das Kochen im Zyklus der 5 Elemente kennen lernte.

Seither sind Neugier, Freude am kreativen Ausprobieren sowie lustvolles Riechen und Schmecken in unsere Küche eingekehrt. Das genussvolle Beifügen und Einrühren jeder einzelnen Zutat in der Reihenfolge des 5-Elemente-Kreislaufes ist inzwischen für mich zu einem beruhigenden Ritual geworden. Mit dem Umrühren jeder Zutat wird nicht nur die Nahrung vermischt, sondern auch deren Energie.

Die Gerichte sind bekömmlich und schmecken «angenehm rund», egal wie einfach sie zubereitet werden. Alle Rezepte können dem 5-Elemente-Kreislauf angepasst werden. Eine gute Qualität der Zutaten ist wichtig.

Der Kommentar meines kulinarisch von mir nicht sehr verwöhnten 23-jährigen Sohnes: «Hm, schmeckt das gut ... schade, hast du damit nicht viel früher angefangen!»

Ganz im Sinne von Feng Shui (siehe Seite 30) habe ich inzwischen alle Vorräte in Küche und Keller «ausgemistet» und viele neue Gewürze farbig nach der Elementezugehörigkeit angeschrieben. Nur mit dem Hinzufügen und Verrühren einer kleinen Gewürzprise führt man einem Gericht bereits die Energie des entsprechenden Elementes zu. Eine Lebensmittelliste nach Elementen geordnet ist in 5-Elemente-Kochbüchern enthalten. Die völlige Freiheit bei der Auswahl der Zutaten regt die eigene Kreativität an.

Als überzeugte Rohkost-Esserin habe ich mich inzwischen mit dem «langen Köcheln» angefreundet. Nach der chinesischen Heilkunde wird die Energie einer Zutat durch das Kochen transformiert und verstärkt (ähnlich wie durch das Verschütteln in der Homöopathie). Es geht darum, die Kraft der Nahrung zu nutzen.

Das Einrühren jeder Zutat ist ein bewusstes Ritual und macht mir sehr viel Spass. Gerne nehme ich in Kauf, dass die Zubereitung etwas länger dauert. Anstatt im Kreis zu rühren, male ich manchmal zur Abwechslung die «Acht» oder «Blume» (siehe Seite 49 und 50) mit dem Kochlöffel in das Gericht.

Das Wissen um die Erhaltung der Gesundheit besteht in China seit über 3000 Jahren und ist ständig weiter erforscht worden. Will man z.B. das Chi des Magen- und Milz-Meridianes stärken, schliesst man den 5-Elemente-Zyklus mit einer Zutat des Elementes Erde ab.

Für mich hat sich mit dem 5-Elemente-Kochen die Tür geöffnet zu einem weiteren Bereich der chinesischen Ganzheitsmedizin. Ich bin motiviert, mich noch viel genauer mit dieser Weisheitslehre vertraut zu machen und zu lernen, wie bei Beschwerden Nahrungsmittel therapeutisch eingesetzt werden können.

Als ich kürzlich einen erfahrenen chinesischen Arzt und Qigong-Lehrer fragte, ob man in China in der Reihenfolge der 5 Elemente kocht, schmunzelte er und meinte, dass die Methode des Zykluskochens im Westen entwickelt worden ist. In der traditionellen chinesischen Medizin sind u.a. das Kochen mit Heilkräutern, die Wirkungen der Geschmacksrichtungen «süss, scharf, salzig, sauer, bitter», die Thermik und die individuelle Konstitution des Patienten entscheidend.

Wenn Fragen in Zusammenhang mit der Ernährung, dem Kochen oder anderen Bereichen auftauchen, kommen mir immer wieder drei weise Sätze einer Lehrerin in den Sinn:

Lebe deine Fragen.
Vertraue deiner Intuition.
Lerne geduldig aus deinen eigenen Erfahrungen.

Die 5 Elemente sind Bestandteil des Menschen. Durch die RI-TAI-Übungen wird die Energie der fünf Elemente im Körper aktiviert und gestärkt.

Teil II

RI-TAI
Das universelle Ritual des Friedens

**Und plötzlich weisst du:
es ist Zeit, etwas Neues zu beginnen
und dem Zauber des Anfangs zu vertrauen.**

(VerfasserIn unbekannt)

Was ist RI-TAI?

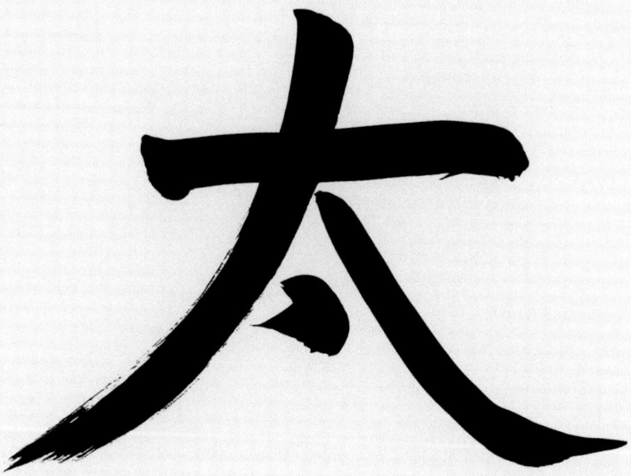

**Der Pfad, der über den Himmel
und weit über die höchsten Bereiche
des Göttlichen hinaus führt,
beginnt genau an der Stelle,
wo wir gerade stehen.**

(John Blofeld)

«RI» ist eine indogermanische Ursilbe und bedeutet «fliessen, rinnen, rein». Ausserdem gehört «RI» zum Begriff «Ri-tual».

Das Wort «TAI» (japanisch «DAI») zeigt «einen zentrierten Menschen». Man kann einen Menschen mit weit geöffneten Armen und Beinen erkennen. Der Pinselstrich im Zentrum betont die Verbindung zur inneren Mitte.

Zu RI-TAI gehören neun einfach durchzuführende Übungen, die den Meridianen, den fünf Elementen und dem Regenbogenfarben-Spektrum zugeordnet sind.

RI-TAI belebt unser ganzheitliches Wohlbefinden und wirkt vorbeugend für die Erhaltung der Gesundheit.

Durch RI-TAI werden unsere Selbstheilungskräfte angeregt. In China nennt man Übungen, die den Meridiankreislauf stimulieren, «Verjüngungsübungen», da sie den Körper gesund und geschmeidig erhalten.

Auf der Körperebene werden u.a. folgende Bereiche gestärkt:

- die Beweglichkeit von Gelenken, Muskeln, Sehnen und Bindegewebe,
- der Energiefluss in den Organen,
- die Atmung, der Blutkreislauf und der Stoffwechsel,
- die Hormondrüsentätigkeit und das Lymphsystem,
- die Zell- und Gewebeaktivität,
- das Nerven- und Immunsystem,
- das Hör- und Sehvermögen,
- die Konzentrationsfähigkeit.

Durch RI-TAI fühlen wir uns ausgeglichen, wach und voller Lebensfreude. RI-TAI öffnet in uns Tore zu unserem wahren Selbst und zur eigenen Kreativität.

Die harmonisch fliessenden Bewegungen beruhigen unsere Gedanken. Es ist möglich, durch die RI-TAI-Übungen bis in tiefe Ebenen loszulassen, damit in die Leere neue Lebensenergie einfliessen kann.

Auf der Gefühlsebene werden das Urvertrauen und Selbstwertgefühl gestärkt.

Während der Durchführung der RI-TAI-Übungen wird unsere Aura gereinigt und belebt. Die Wahrnehmung von feinstofflichen Schwingungen wird angeregt.

Wir fühlen uns verwurzelt und gleichzeitig unendlich weit verbunden mit der geheimnisvollen, nährenden Energie der Schöpfung – der reinen Liebe.

Praktische Hinweise für die RI-TAI-Übungen

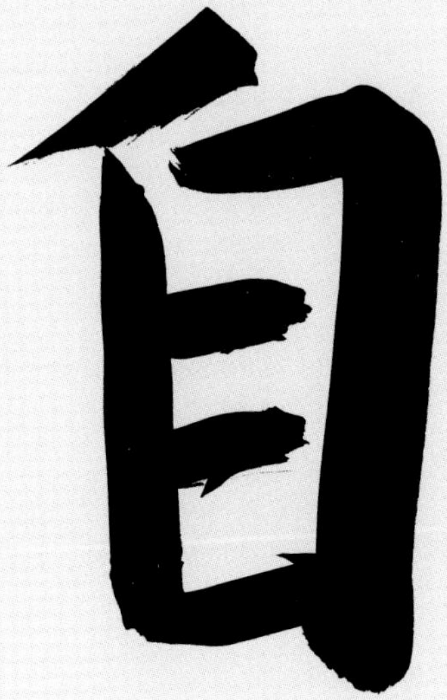

Das Glück kommt zu denen, die lachen.

(Japanische Weisheit)

Das chinesische Schriftzeichen zeigt den Begriff «Selbst».

Für die Durchführung der RI-TAI-Übungen benötigst du wenig Platz, da du an der gleichen Stelle stehen bleibst. Finde einen Ort, an dem du deine Arme auf alle Seiten ausbreiten kannst.

Die Übungen können barfuss oder in leichten Schuhen und mit lockerer Kleidung im Raum oder im Freien ausgeführt werden.

Mache dich mit der Grundhaltung auf Seite 42 vertraut, bevor du mit einer RI-TAI-Übung beginnst.

Wähle die Tageszeit, die dir entspricht (wenn möglich nicht direkt nach dem Essen).

Da jede RI-TAI-Übung nicht nur mit dem zugeordneten Meridianpaar, sondern mit dem ganzen Meridiankreislauf verbunden ist, kannst du auch nur eine der neun Übungen auswählen und beliebig oft wiederholen. Es können auch zwei oder mehr Übungen wahlweise aneinander gereiht werden.

Wenn dir alle 9 RI-TAI-Übungen vertraut sind, kannst du z.B. mit Übung 1 als Einstieg beginnen, die Übungen 2–7 hintereinander ausführen (diese Sequenz mehrmals wiederholen) und zum Abschluss die Übungen 8 und 9.

Bleibe bei den Übungen 2, 4 und 6 auf dem ganzen Fuss stehen, falls es dir schwer fällt, die Fersen zu heben.

Bei Knieproblemen können die Übungen 2, 4 und 6 im Stehen mit lockeren Knien gemacht werden, ohne in die Hocke zu gehen.

Alle Übungen können auch nur mit den Armen im Sitzen oder im Rollstuhl ausgeführt werden.

Fühlst du dich angespannt, erlaube dir, die Übungen für einen Moment «schlampig» und «verspielt» zu machen, mit Gelenken wie aus Gummi.

Das Tempo der Übungen bestimmst du selber ganz nach deinem jeweiligen Befinden. Vertraue dir – du selber weisst am besten, was dir gut tut.

Das Faszinierende an RI-TAI ist, dass nicht die Form, sondern der Mensch als «Ganzes» im Vordergrund steht, und die Übungen den eigenen Bedürfnissen entsprechend durchgeführt werden können:

- schnell, um loszulassen, Blockierungen zu lösen und leer zu werden,
- im Atemrhythmus, um Verwurzelung und die innere Mitte zu finden,
- sehr langsam und meditativ, um tiefen Frieden und Ruhe zu spüren.

Sollte eine Übungssequenz dir nicht entsprechen oder bist du körperlich eingeschränkt – ändere sie. Dein Wohlgefühl ist wichtiger als die Form.

Als Variante können die Übungen abwechselnd in alle Himmelsrichtungen gemacht werden.

Während der Übungen kannst du singen oder summen.

Farben oder Bilder zu visualisieren ist auch möglich.

Du darfst jederzeit den Bewegungsablauf unterbrechen, um deine Hände auf deinen Körper dorthin zu legen, wo du Zuwendung brauchst. Spüre, wie dein Chi, deine eigene Heilkraft, wohltuende Wärme verströmt.

Unser Körper hat die Fähigkeit, den Chi-Fluss selbst zu regulieren. Daher empfiehlt es sich, während den Übungen das Strömen der Energie achtsam und gleichzeitig absichtslos wahrzunehmen, denn das Chi wirkt von alleine harmonisierend auf Körper, Geist und Seele.

Warum fasziniert mich seit vielen Jahren die chinesische Bewegungskunst? Weil es bei den Übungen darum geht, sich selber zu spüren, ohne zu werten, d.h. die Vielfalt der eigenen Erfahrungen zu geniessen.

Weniger ist mehr.

(Chinesische Weisheit)

Erlaube dir Pausen zum Nachspüren und geniesse dankbar das Fliessen deiner Lebensenergie im Körper und in der Aura.

Grundhaltung

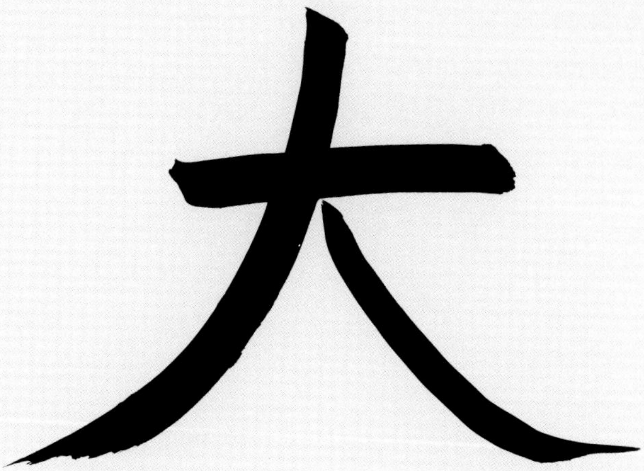

**Wo Gott dich hingesät hat,
da sollst du blühen.**

(Afrikanisches Sprichwort)

Stehe mit den Füssen hüftbreit parallel auf dem Boden.

Deine Arme hängen entspannt seitlich vom Körper.

Verlagere das Gewicht auf einen Fuss und rolle mit dem anderen Fuss von der Ferse mit leichtem Druck nach vorne, als würdest du einen Fussabdruck in den Sand machen. Mache anschliessend das Gleiche mit dem anderen Fuss.

Spüre durch deine Fusssohlen die Verbindung zur Heilkraft der Erde.

Strecke deine Knie fest durch und lasse sie dann leicht gebeugt.

Stelle dir dein Becken wie eine Schale vor. Schaukele diese Schale einige Male sanft nach vorne und hinten, bis du die Stellung gefunden hast, in der du aufrecht im Becken ruhen kannst.

Spüre deinen Bauch als kostbare Mitte des Körpers.

Deine Schultern und der Nacken sind entspannt und gelöst.

Stelle dir vor, deine Wirbelsäule ist eine Perlenkette. Die Perlen (deine Wirbel) sind an einem goldenen Faden aufgereiht. Das untere Ende des Fadens ist in deinem Becken verankert. Das obere Ende wird von einem Engel gehalten, der auf einer Wolke über dir sitzt. Sage dem Engel, er soll den Faden leicht nach oben ziehen. Auf diese Weise richtest du deine Wirbelsäule nicht mit Muskelkraft auf, sondern mit einem feinen Wachsen zum Himmel. Dieses sanfte Aufrichten der Wirbelsäule ist auch im Alltag hilfreich, wenn du dich im Nacken- oder Rückenbereich müde und angespannt fühlst.

Dein Kopf ist aufrecht. Stelle dir vor, du trägst eine kostbare Krone auf dem Kopf. Spüre über die Strahlen der Krone deine Verbindung zum Himmel.

Dein Kiefer ist ganz locker und weich. Sage ein paar Mal: «Blaah! Blaah! Blaah!».

Lege die vordere obere Spitze deiner Zunge im Gaumen auf das Zahnfleisch oberhalb der Schneidezähne und lasse gleichzeitig deinen Kiefer hängen.

Deine Augen liegen weich in den Augenhöhlen und schauen entspannt geradeaus.

Erinnere dich auch im Alltag beim Laufen, Stehen oder Sitzen an diese aufrechte Grundhaltung.

Schaue dir die abgebildete Kalligraphie für «gross» an. Darin enthalten ist das Schriftzeichen für «Mensch» 人. Breite deine Arme aus und fühle dich gross, weit und frei.

Geniesse für einen Augenblick das Ankommen IN DIR und an dem Ort, wo du gerade jetzt stehst. Fühle dich gleichzeitig verbunden mit der grenzenlosen Weite des Universums.

Aufwärmen – Lockern – Schütteln

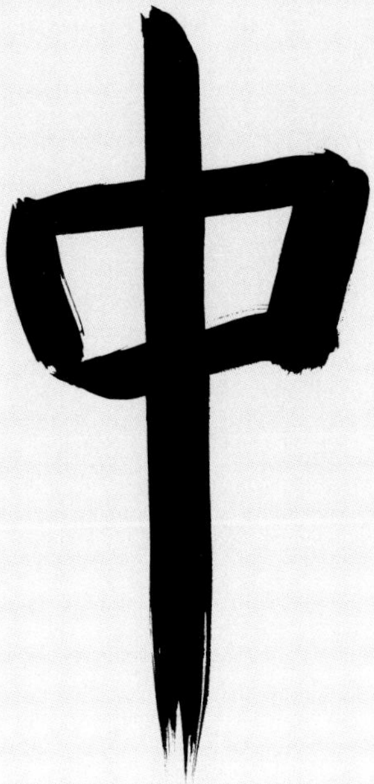

Der Glaube an dich selbst
ist der machtvollste Schlüssel
im Universum.
Er öffnet alle Türen.

(VerfasserIn unbekannt)

Fühlst du dich körperlich, geistig oder seelisch unruhig, angespannt oder blockiert, kann dir die nachstehende Übung helfen, bis in tiefe Schichten loszulassen.
Dies kann vor der Durchführung des RI-TAI-Bewegungsablaufes sein oder zu jeder anderen Zeit.

In China nennt man das Schütteln auch «Verjüngungsübung», «Jungbrunnen» oder «Rückkehr des Frühlings» – vielleicht, weil man sich anschliessend erfrischt und wie neu geboren fühlt.

Je nach Intensität des Schüttelns vibriert der ganze Körper und sprudelt voller Lebendigkeit. Die verbrauchte Lebensenergie (Chi) wird wachgerüttelt und freigesetzt, sodass der Körper neue Energie aufnehmen kann.

Abgeraten wird vom Schütteln während der Schwangerschaft oder starken Periodeblutungen.

Das regelmässige Durchschütteln des ganzen Körpers wird nicht nur in der chinesischen Heilkunde empfohlen, sondern ist auch in Entspannungstechniken anderer Kulturen zu finden (z.B. in der Kundalini-Meditation, im Afrotanz, vor dem Autogenen Training oder wird von Therapeuten im Liegen bei der ESALEN-Massage oder TRAGGER-Behandlung angewandt).

Und so wird geschüttelt:

- Atme tief ein und sinke während des Ausatmens in der Grundhaltung (siehe Seite 42) entspannt in die Knie. Schaue dir das abgebildete chinesische Schriftzeichen für «Mitte» oder «Zentrum» an und spüre in deine Mitte.

- Stelle dir vor, dass deine Fusssohlen von der Erde magnetisch angezogen werden und mit ihr verschmelzen. Gleichzeitig spürst du das Wachsen zum Himmel.

- Lasse deinen Kiefer mit leicht geöffnetem Mund locker hängen.

- Das anschliessende Schütteln des entspannten, aufrecht stehenden Körpers wird durch das lockere Wippen in den Kniegelenken ausgelöst. Dein Atem fliesst frei. Erlaube dir, total unbeschwert auf allen Ebenen loszulassen.

- Stelle dir vor, dass alle alten Energien, die du nicht benötigst, durch deine Fusssohlen in die Erde abfliessen. Danke der Erde, dass sie deine verbrauchten Schwingungen aufnimmt und transformiert.

- Führe die Übung so lange durch, wie du dich wohl fühlst. Geniesse nach dem Schütteln das lebendige Pulsieren neuer Lebensenergie in jeder Zelle deines Körpers (du hast ca. 63 Billionen Zellen!) und in deiner Aura.

- Zum Nachspüren kannst du stehen, sitzen oder liegen.

RI-TAI-Übungen

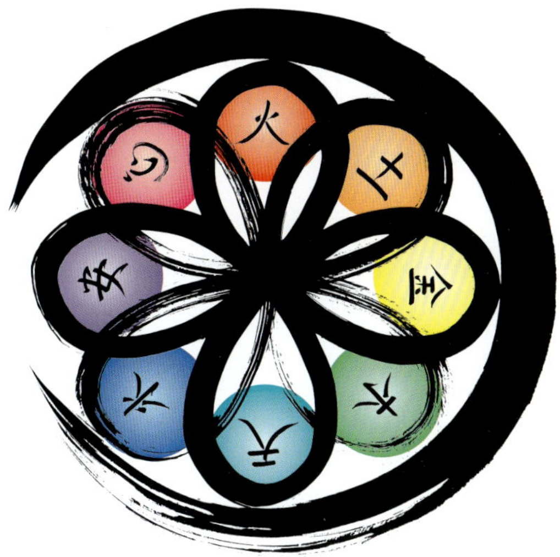

Die wunderschöne Blume des Regenbogens

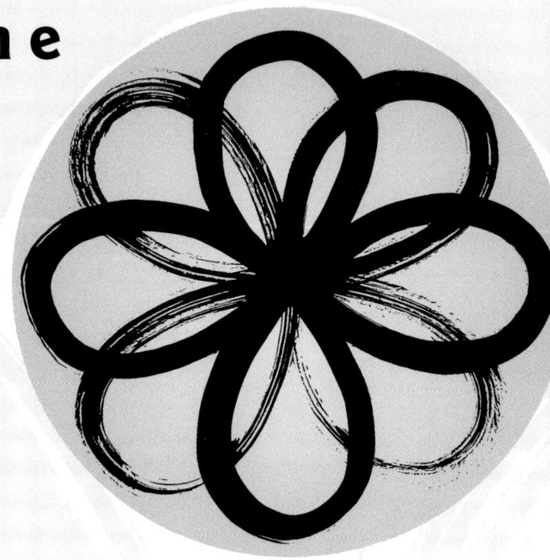

Kalligraphie «8-blättrige Blume»

Die innere Kraftquelle spüren

Um dich mit der Malfolge der «8-blättrigen Blume» vertraut zu machen, zeichne mehrmals übereinander schwungvoll die Form einer liegenden ACHT (Unendlichzeichen, Schleifenkurve, Lemniskate oder auch Heilsymbol in der tibetischen Medizin).

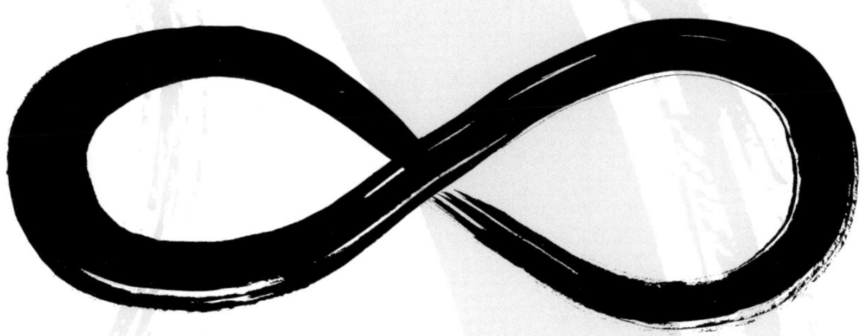

Spüre während dem Malen zwei verschiedene Energiefelder: «Auflösung, Weite, Grenzenlosigkeit» in den kreisenden Bögen und «Mitte, Zentrum» im Kreuzpunkt der Linien.

Die ganze Blume besteht aus 4 ACHTEN. Zeichne zuerst nur die ersten zwei ACHTEN. Beginne mit der stehenden ACHT und füge die liegende ACHT dazu. Übe so lange, bis du vier Blütenblätter in einem Schwung malen kannst. Wähle verschiedene Farben zum Malen.

Füge anschliessend noch die restlichen zwei ACHTEN dazu, indem du die vier Blütenblätter schräg versetzt dazu malst. Lenke beim Malen aller Blütenblätter immer wieder deine Aufmerksamkeit auf das Zentrum der Blume und spüre gleichzeitig in deine eigene Mitte.

In der Kinesiologie wird die Form der liegenden ACHT in verschiedenen Übungen zur Integration der rechten und linken Gehirnhälfte verwendet.

In den Kalligraphie-Seminaren von Chungliang Al Huang wird die Blume «Golden Flower» genannt. Alle 8 Blumenblätter werden mit Pinsel und Tusche in einem Durchlauf in einen Kreis gemalt.

Ca. 1,8 km unter der Sphinx soll sich ein über 500 Millionen Jahre altes Objekt befinden mit dem Muster der 8-blättrigen Blume.

Ein Bild, das sich in einem Kreis befindet, nennt man Mandala. In der indischen und tibetischen Tradition ist das Mandala ein uraltes, heiliges Meditationssymbol. Den Buddhisten dienen geheimnisvolle Mandalas mit ihren Symbolen für kosmische Kräfte in der Meditation als Wegbegleiter zur Selbstfindung.

In mittelalterlichen Kirchen finden wir wunderschöne Mandalas in Form von Fensterrosen.

Male oder klebe auf diese Seite dein eigenes Mandalabild ...

Auf unzählige Arten spiegelt uns die Natur faszinierende Kreisbilder.

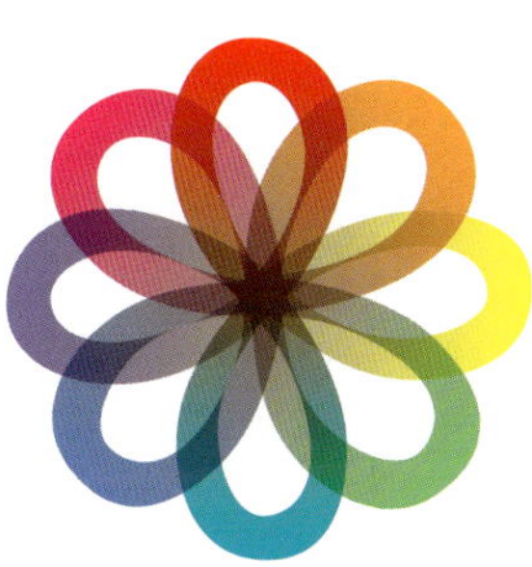

Das Malen eines Mandalabildes führt uns in die magische Mitte des Kreises und damit in unsere eigene Mitte, in die Tiefe unserer Seele. Ein selber gemaltes Mandala spiegelt uns Schwingungen aus unserem Unterbewusstsein.

Zur Stärkung der Sehkraft sind ein RI-TAI-Poster und -Augentrainingskarten mit der Regenbogen-Blume erhältlich (siehe Hinweis auf Seite 94).

Übung 1 erst ausführen, wenn du mit dem Ablauf der 8-blättrigen Blume auf Seite 50 vertraut bist.
In Übung 1 wird die Blume mit beiden Händen und lockeren Ellbogen vor dem Körper weich fliessend in der Luft gemalt.

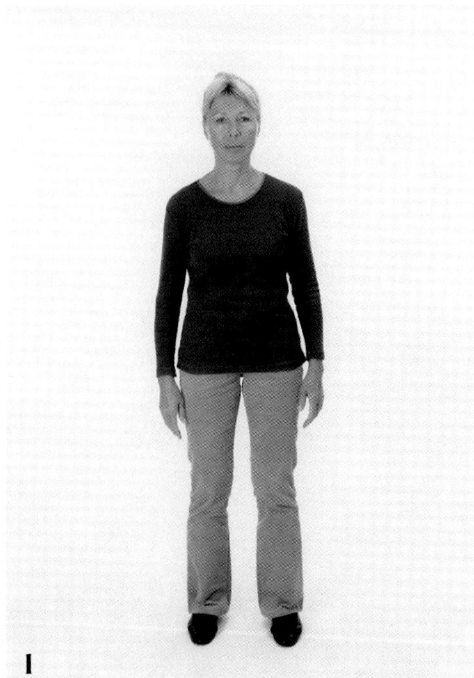

1

In der Grundhaltung die Verbindung zur Erde und zum Himmel spüren.

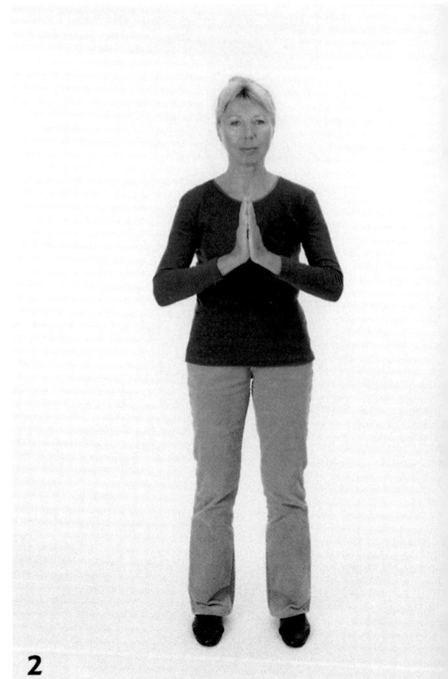

2

Handinnenflächen auf Herzhöhe zusammenlegen.

Geniesse während des Durchlaufens der runden Bögen die grenzenlose Weite nach aussen und gleichzeitig den zentrierenden Kreuzungspunkt in der Mitte.

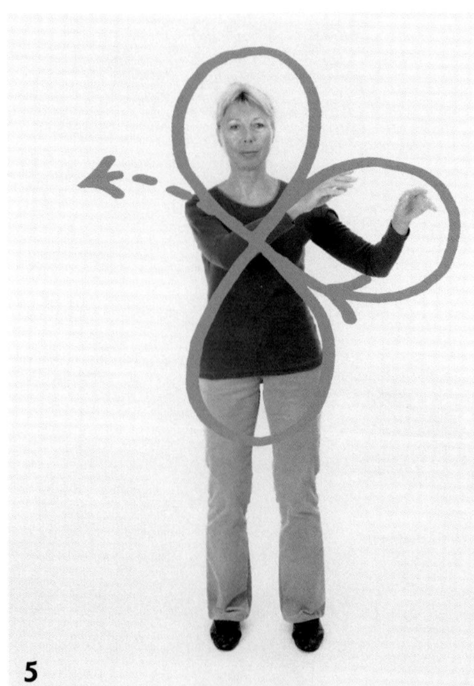

5

...dann das linke Blatt...

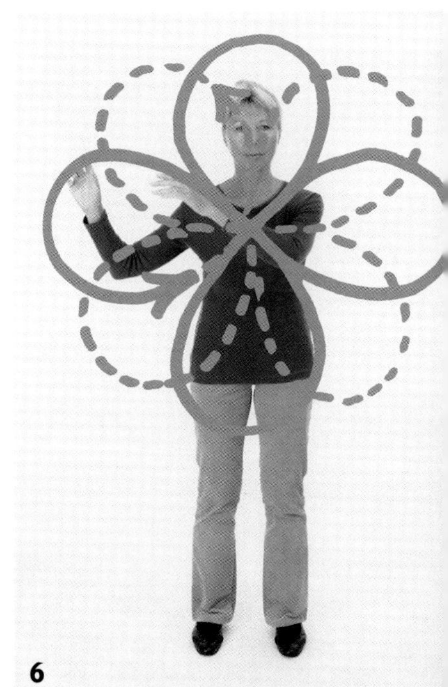

6

...das rechte Blatt und die nächsten 4 Blätter schräg hineingesetzt.

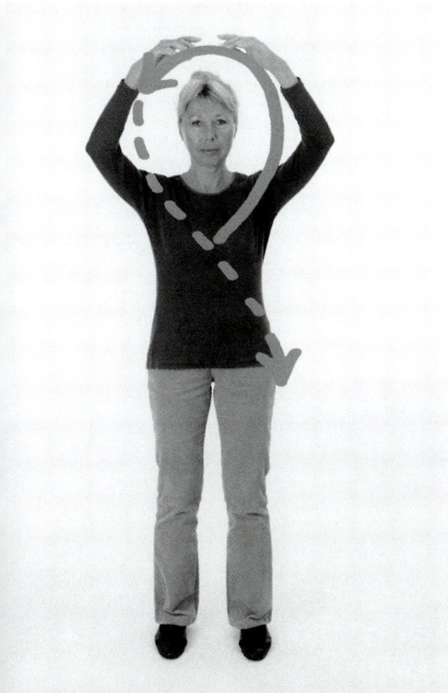

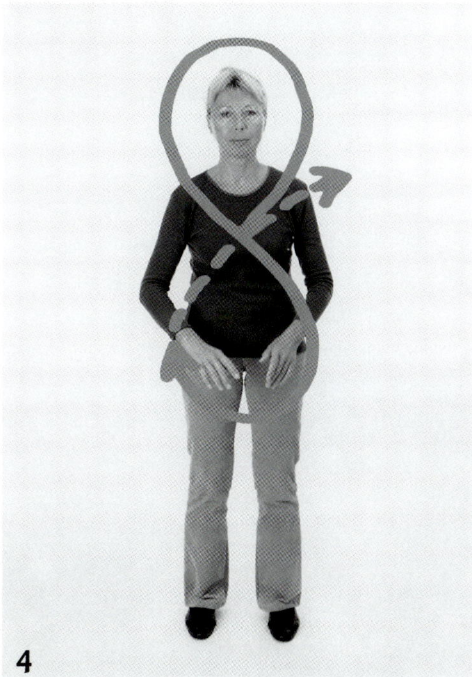

4

Zwei Varianten:
Folge mit entspannten Augen den fliessenden Bewegungen der Hände, um deine Sehkraft zu stärken.
Zur Lockerung einzelner Körperteile kannst du die Blume auch z.B. mit den Hüften, Knien, Füssen oder dem Kopf malen – gross, klein, schnell, langsam.

inne mit lockeren Handgelenken entspannten Ellbogen das obere nenblatt zu malen …

… anschliessend das untere Blatt …

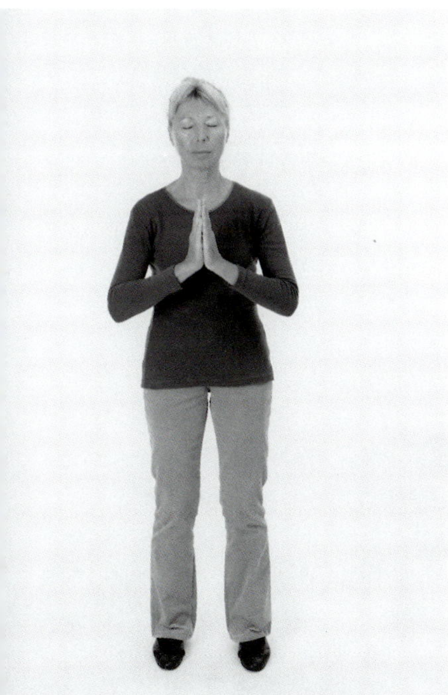

ung 1 wiederholen oder mit ge- ossenen Augen nach Innen spüren, or die nächste Übung folgt.

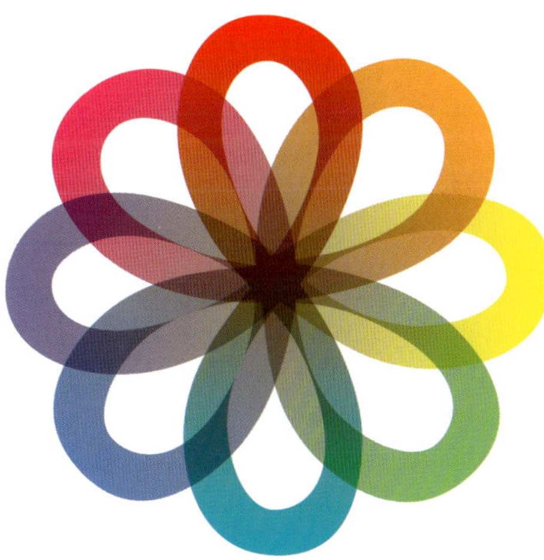

Farb-Variante:
Visualisiere während des «Malens» deine aktuelle Lieblingsfarbe oder für jedes Blumenblatt eine Farbe des Regenbogens.

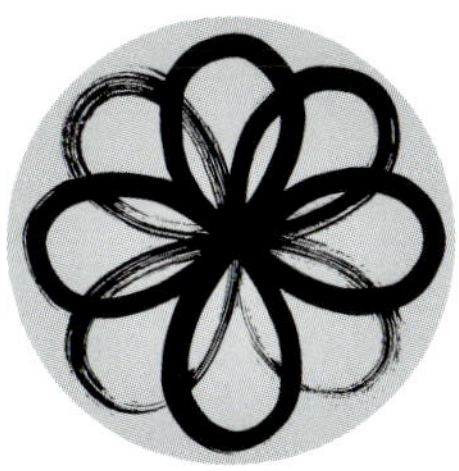

«8-blättrige Blume»

Das Tor zum Baum

Kalligraphie «Baum» oder «Holz/Luft»

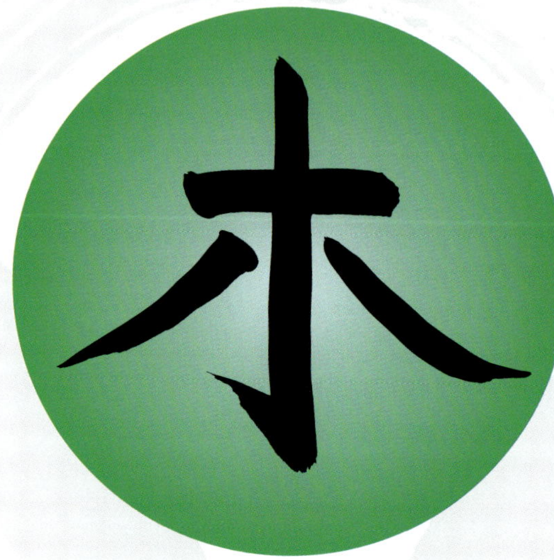

Mit den Wurzeln Mutter Erde grüssen und mit der Krone zum Himmel wachsen

Sobald ein Same in der dunklen Erde Wurzeln gebildet hat, wächst die Pflanze nach oben zum Licht. Wie ein Wunder entfalten sich Stamm, Stiel, Zweige, Blätter, Blüten und Früchte. Die Pflanze wächst immer tiefer nach unten in die Erde und gleichzeitig nach oben in den Himmel.

Stelle deine Füsse parallel hüftbreit nebeneinander. Visualisiere, dass durch deine Fusssohlen feine Energiewurzeln in die Erde wachsen und viele verschiedene Erdschichten durchdringen. Geniesse das Gefühl, mit starken Wurzeln tief in der Erde verankert zu sein.

Spüre deinen Oberkörper leicht und weit. Wachse mit deiner Krone in den Himmel. Schliesse für einen Augenblick die Augen und sehe dich als Blume, Strauch oder Baum in der Natur auf einer Wiese stehen. Vielleicht schaukelst du sanft im Wind.

Übung 2: **Das Tor zum Baum** (Meridiane Gallenblase und Leber auf Seite 24, Abb. 4)

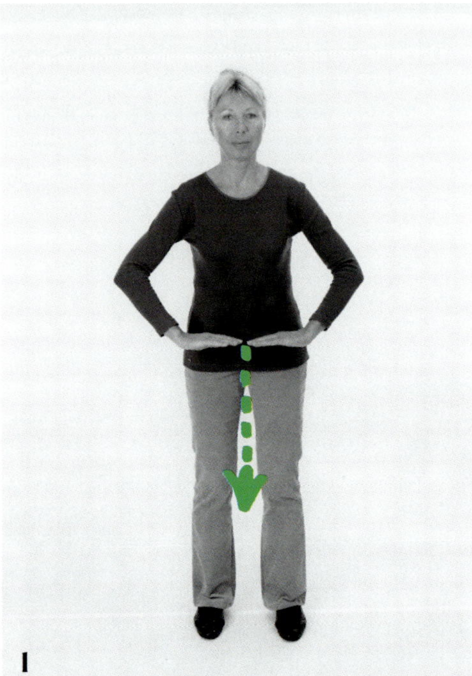

1

Aus der Grundhaltung Hände abgewinkelt nach innen drehen, Fingerspitzen berühren sich nicht.

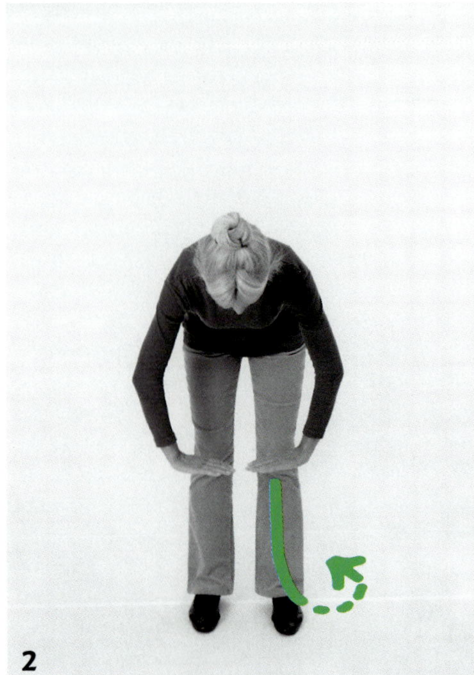

2

Körper mit durchgestreckten Armen und Knien langsam so tief wie möglich nach vorne beugen.

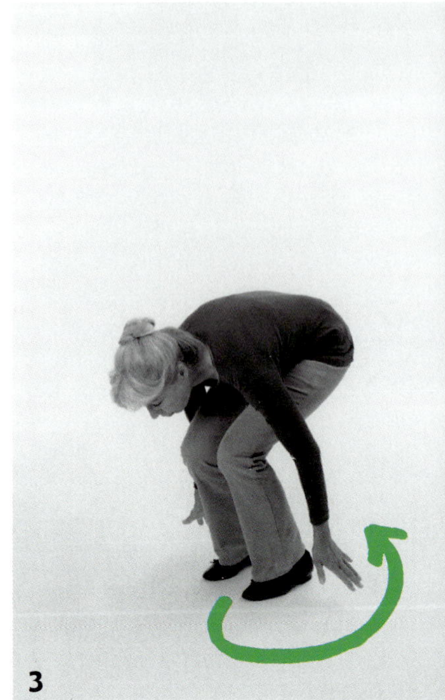

3

In die Hocke sinken, Hände mit weit gespreizten Fingern nach aussen dre bis hinter den Fuss . . .

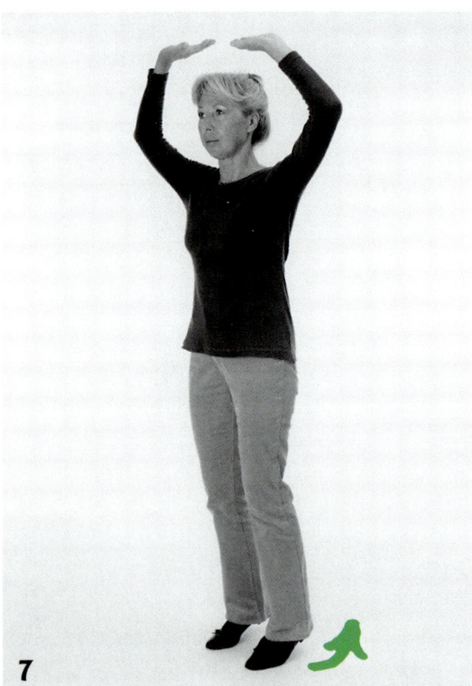

7

Knie und Arme durchstrecken, Hände drehen, Handinnenflächen zeigen zum Himmel, Fersen leicht heben.

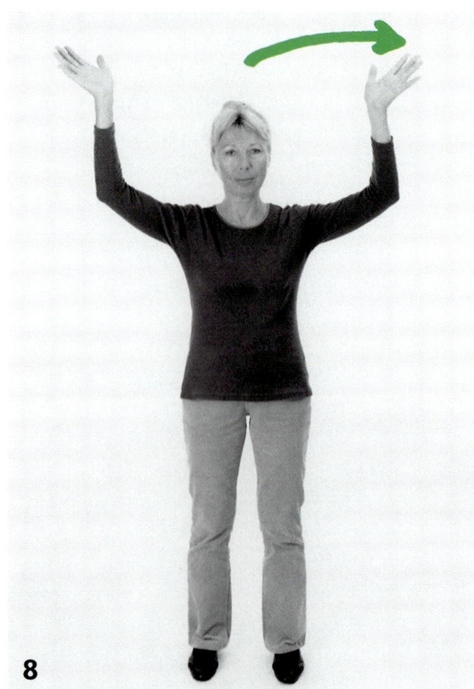

8

Hände kreisen mit gespreizten Fingern von hinten zur Seite . . .

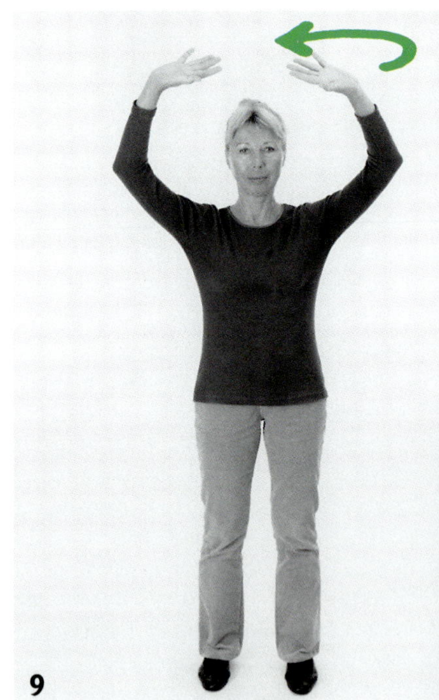

9

. . . und wieder zurück.

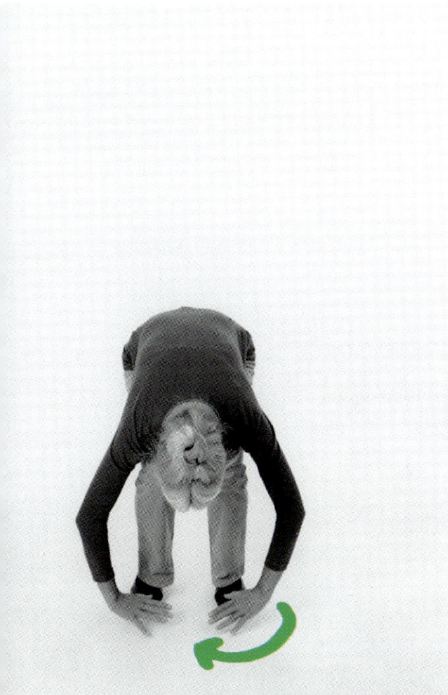

und wieder zurück (Hände berühren Boden nicht).

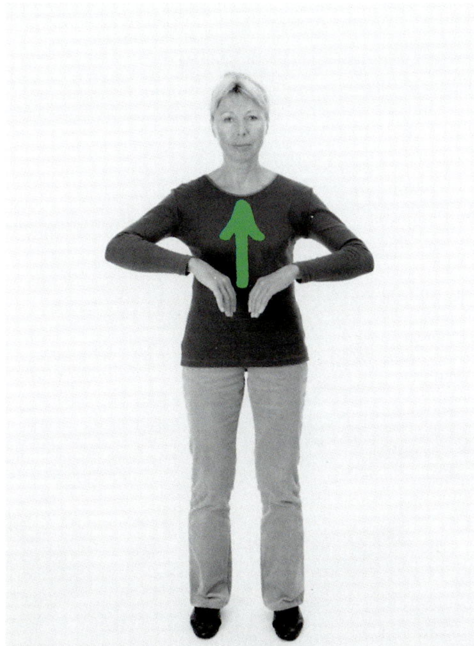

5

Während des Aufrichtens Hände locker hängen lassen, Handrücken schauen sich an.

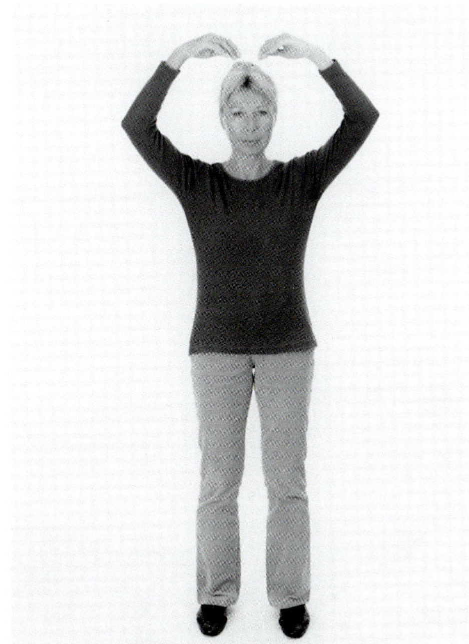

6

Hände bis über den Kopf führen, Ellbogen sind locker.

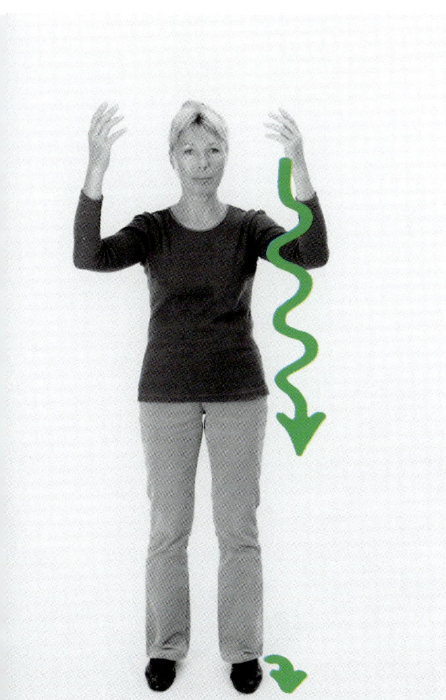

ne senken mit lockeren Ellbogen und senden Wellenbewegungen in den ndgelenken, Fersen aufsetzen.

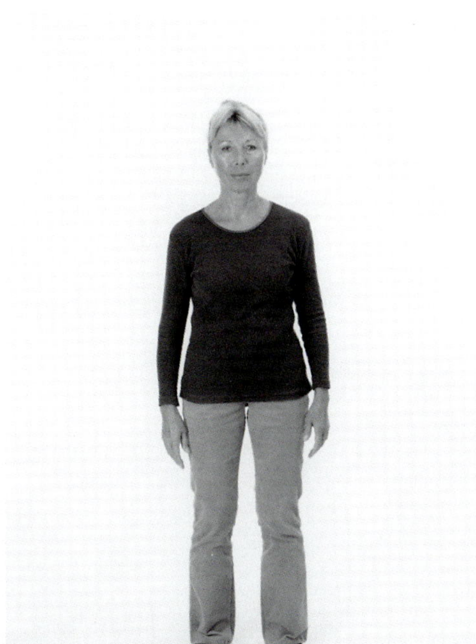

11

Grundhaltung. Übung 2 wiederholen oder andere anhängen.

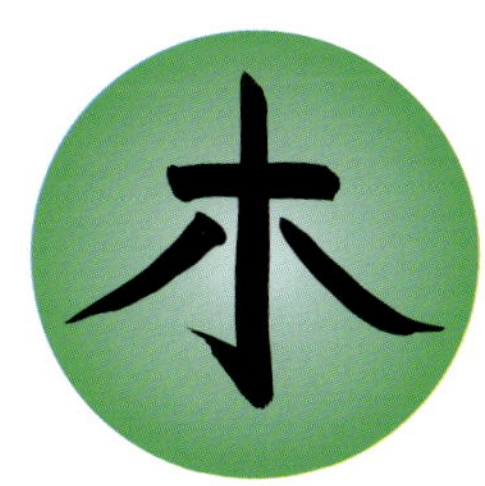

«Holz/Luft»

Das Tor zum Gold

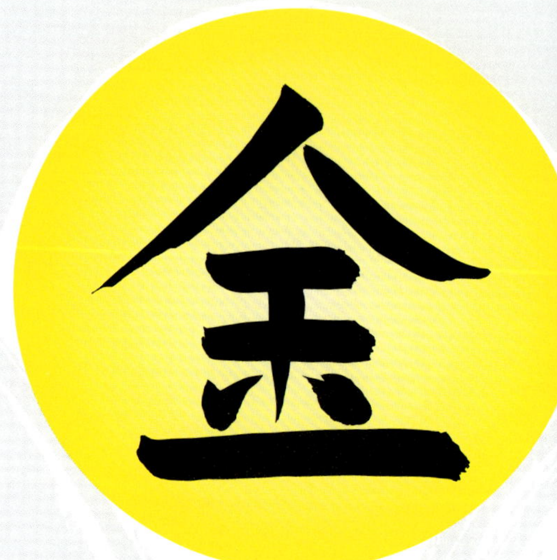

Kalligraphie «Metall/Gold»

Die Aura mit Gold durchweben

Folge den Linien des chinesischen Schriftzeichens «Metall/Gold». Weit über dir befindet sich das geheimnisvolle Himmelszelt, unter dir die Erde. Du stehst in der Mitte mit weit geöffnetem Herz.

Schliesse deine Augen und spüre im Sitzen, Stehen oder Liegen tief in dein Herz, in deine innere Kraftquelle. Stelle dir vor, dass unzählige goldene Strahlen von der Erde und vom Himmel in dein Herz leuchten und von dort in alle Richtungen deinen Körper und deine Aura durchfluten. Geniesse dieses goldene Energiebad.

Stelle dir während der Durchführung von Übung 3 vor, dass du mit den Händen goldene Fäden durch deine Aura webst.

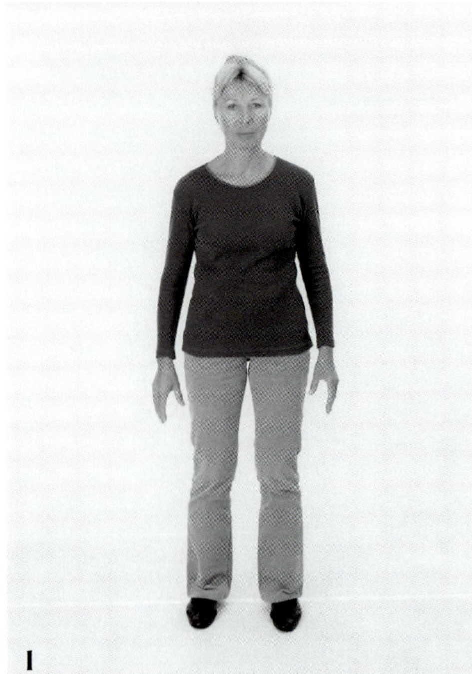

1

In der Grundhaltung ein energetisches Tor zwischen Zeigefinger und Daumen spüren.

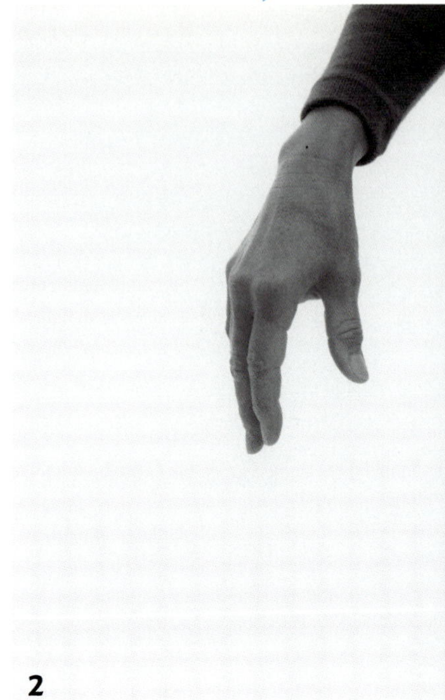

2

Diese Öffnung wird auch «Tigermau
genannt.

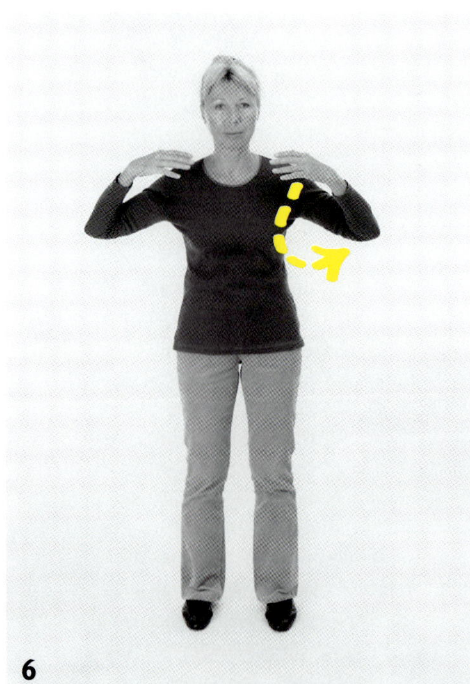

6

... zurück nach vorne über die Schultern...

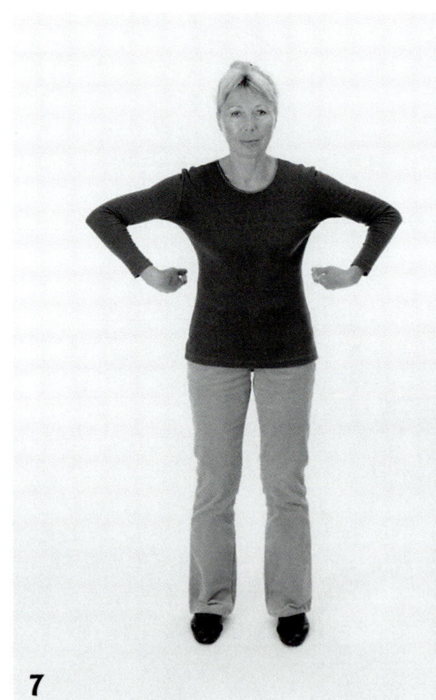

7

... unter den Armhöhlen nach hinten...

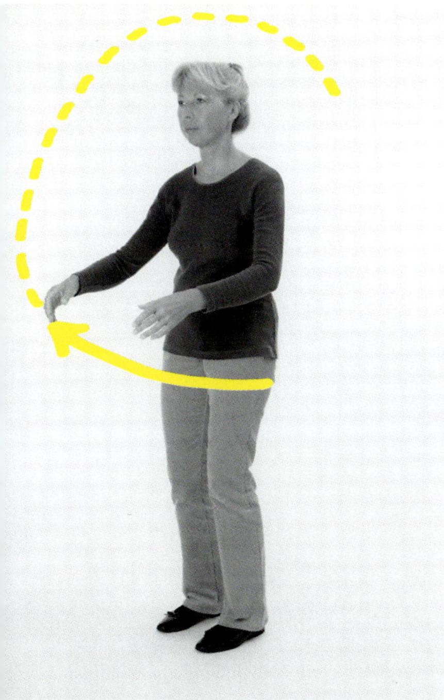

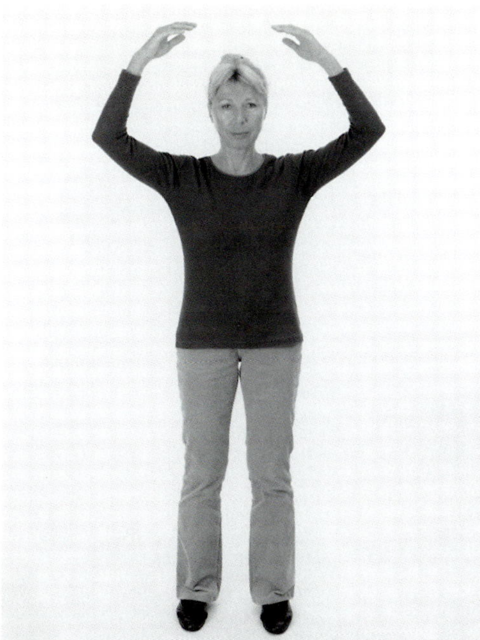

4

Arme nach oben über den Kopf führen …

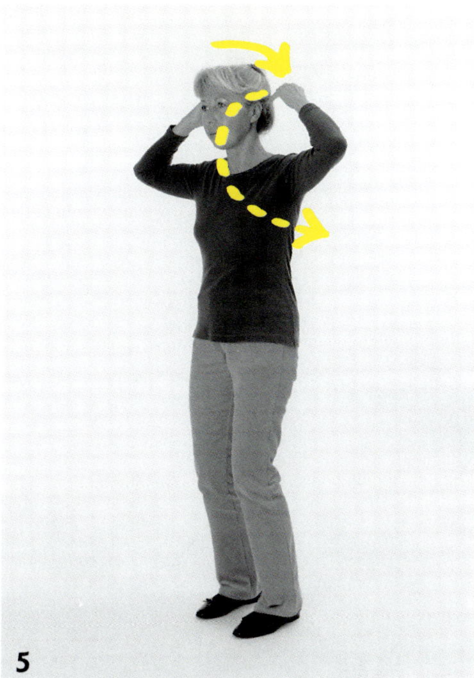

5

… hinter den Kopf …

e seitlich vom Körper mit lockeren
ɔgen nach vorne ausstrecken,
dinnenflächen schauen sich an.

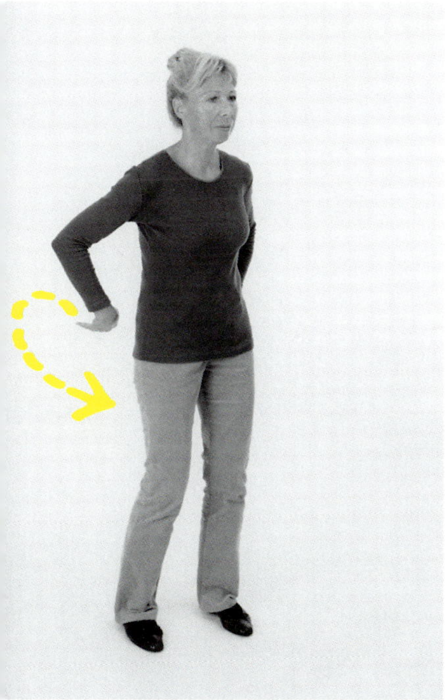

ı den Rückenbereich.

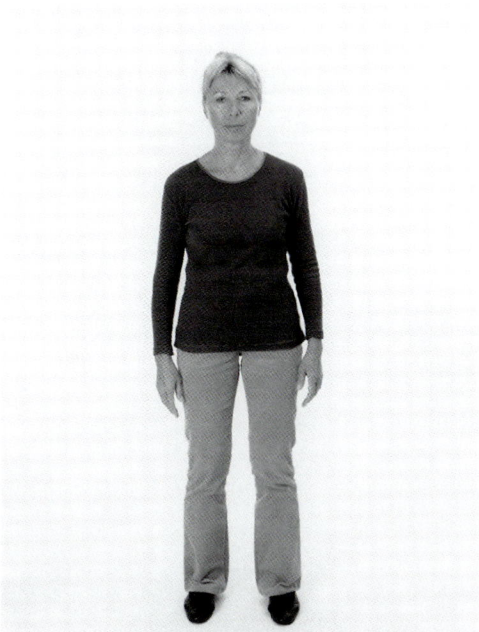

9

Arme senken. Grundhaltung.
Übung 3 wiederholen oder andere anhängen.

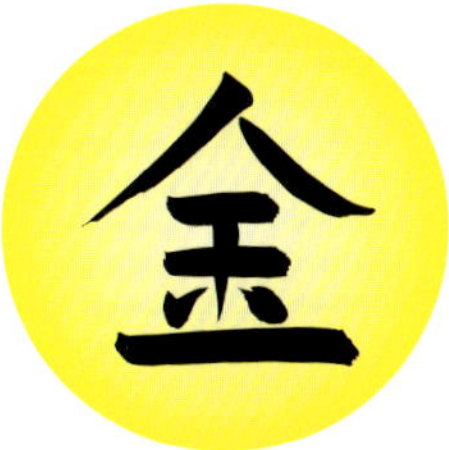

«Metall/Gold»

Das Tor zu Mutter Erde

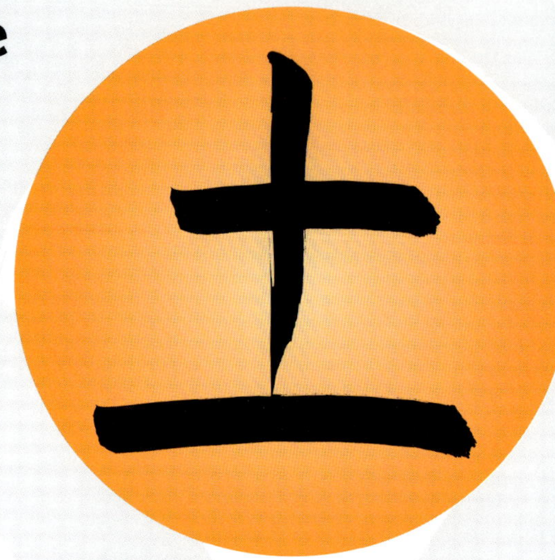

Kalligraphie «Erde»

Das Herz der Erde mit dem Licht des Himmels verbinden

Schliesse deine Augen im Liegen, Sitzen oder Stehen. Nimm Kontakt auf mit der Anziehungskraft von Mutter Erde. Spüre durch die verschiedensten Erdschichten und Farbschwingungen der Mineralien- und Edelsteinwelt bis ins Herz der Erde.

Danke der Erde, dass sie dich ernährt und du auf ihr leben darfst. Bitte sie um Verzeihung für alle Situationen, in denen du nicht achtsam warst. Geniesse ihre heilende Energie, die unaufhörlich in jede Zelle deines Körpers und durch deine Aura grenzenlos weit in den Himmel fliesst.

Übung 4: **Das Tor zu Mutter Erde** (Meridiane Magen und Milz-Pankreas auf Seite 25, Abb. 6)

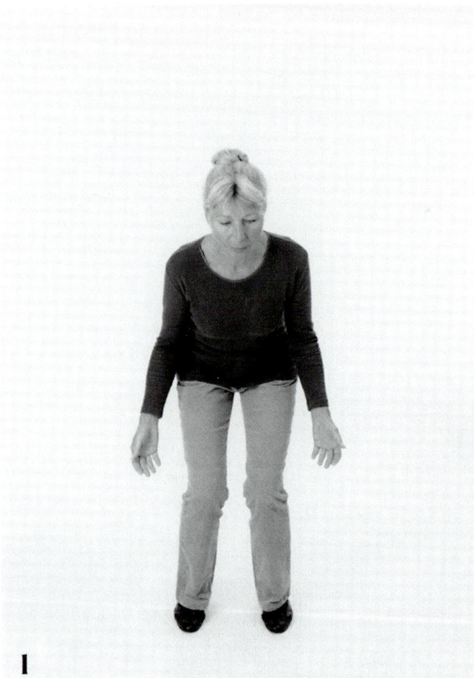

1

In der Grundhaltung die Knie beugen, Handinnenflächen schauen nach vorne.

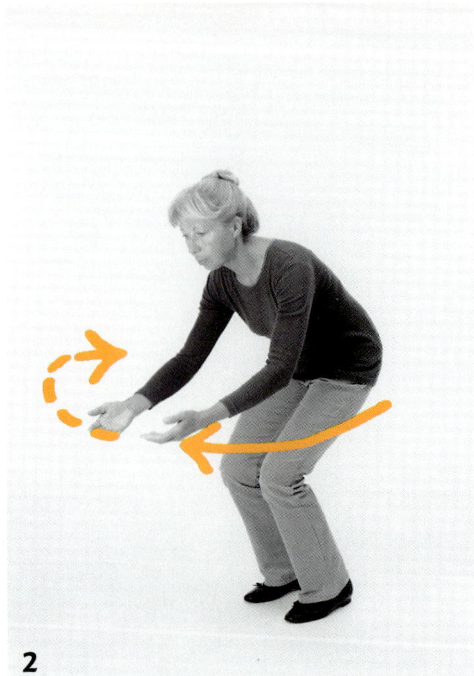

2

Körper aufrichten, Arme in weichem Bogen nach vorne ausstrecken.

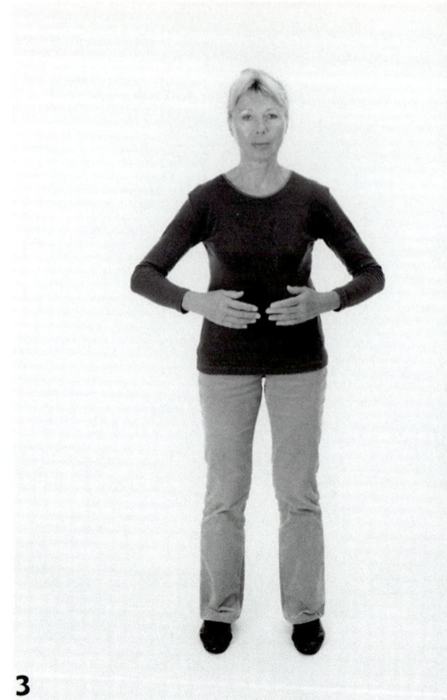

3

Hände zum Nabel führen. Handinnenflächen nach aussen drehen...

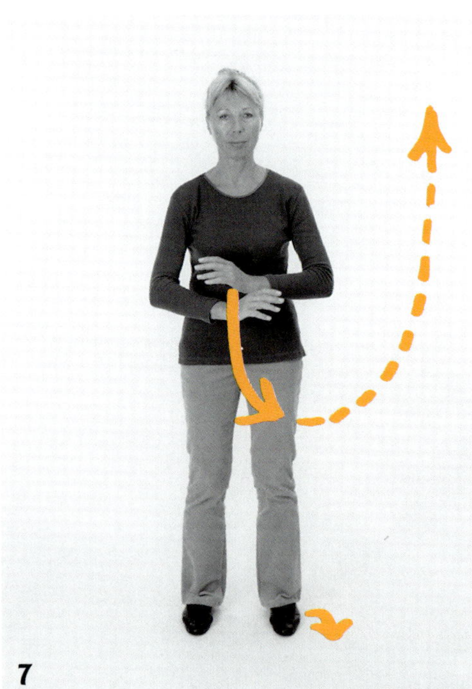

7

Arme mit gekreuzten Händen senken, Fersen aufsetzen.

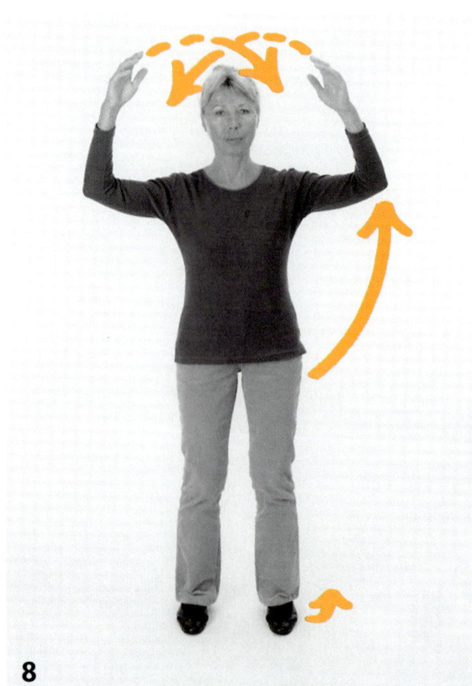

8

Übungen 5, 6 und 7 wiederholen: Hände seitlich vor dem Körper mit lockeren Ellbogen nach oben führen, Fersen leicht heben.

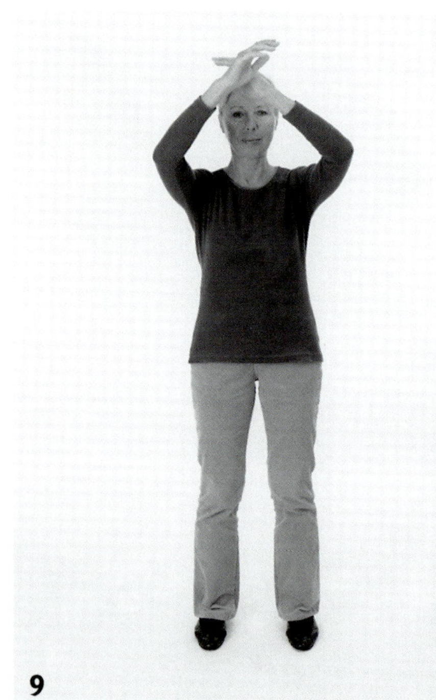

9

Hände auf Stirnhöhe kreuzen.

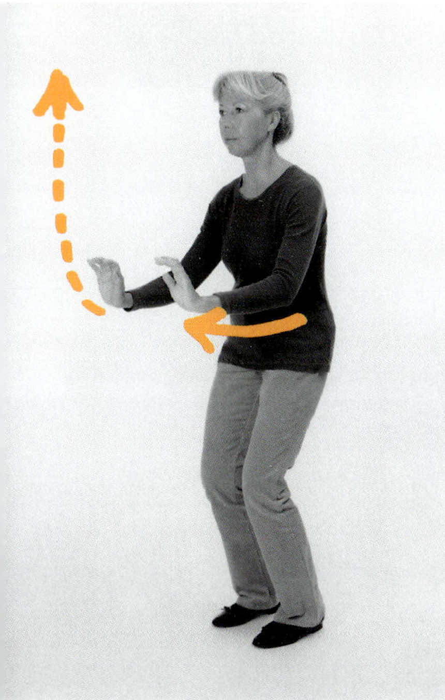

und mit der Handwurzel nach
ne stossen, gleichzeitig mit geradem
ken leicht in die Knie sinken.

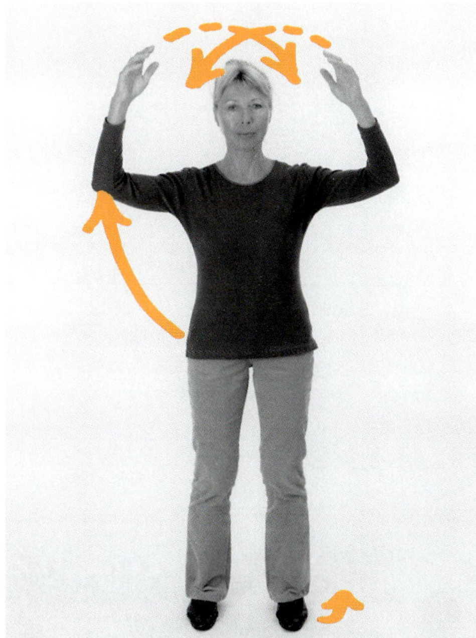

5

Hände seitlich vor dem Körper mit lockeren Ellbogen nach oben führen, Fersen leicht heben.

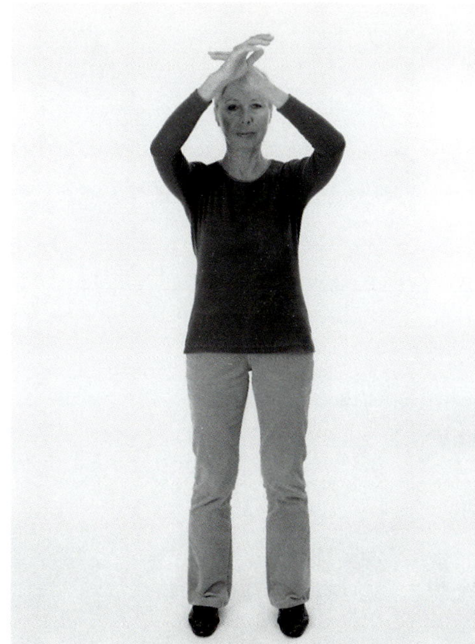

6

Hände auf Stirnhöhe kreuzen.

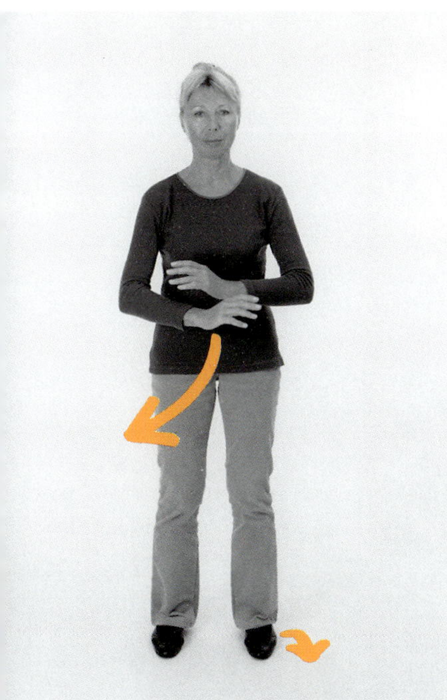

e mit gekreuzten Händen senken,
en aufsetzen.

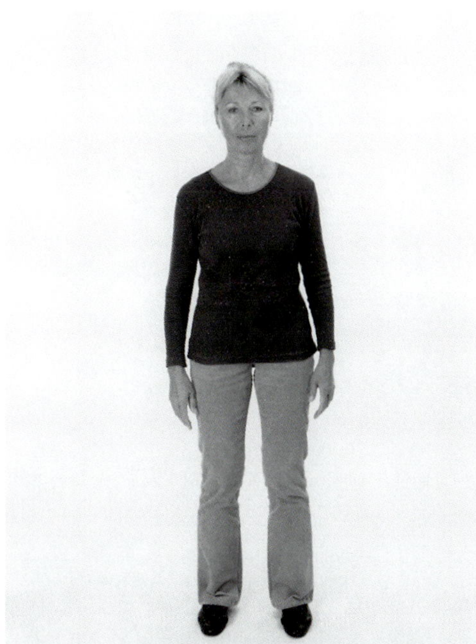

11

Grundhaltung. Übung 4 wiederholen oder andere anhängen.

土

«Erde»

Das Tor zum Feuer

Kalligraphie «Feuer»

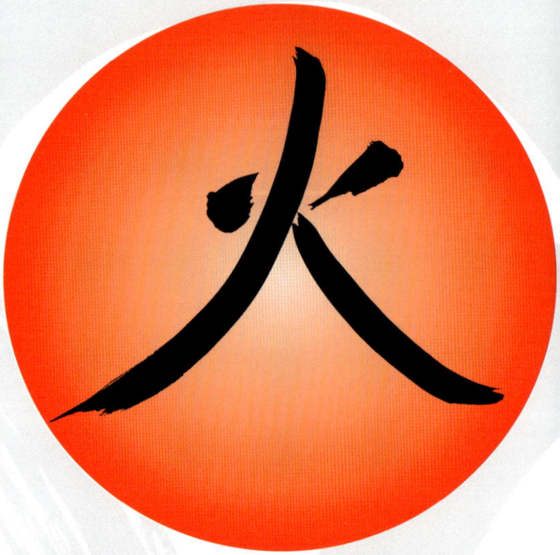

Gottes Segen durch das Sonnenlicht empfangen

Die Sonne scheint auf alle Menschen ohne zu werten und ist Ausdruck von bedingungsloser, allumfassender Liebe. Gottes geheimnisvolle, lebensspendende Kraft fliesst durch unzählige Sonnenstrahlen zu uns auf die Erde.

Spüre die Lebendigkeit des chinesischen Schriftzeichens für «Feuer». Stelle dir im Liegen, Sitzen oder Stehen vor, dass tief in deinem Innersten das Feuer einer strahlenden Sonne leuchtet. Jede Zelle deines Körpers wird von reinem Licht durchflutet, das sich durch deine Aura grenzenlos weit ausbreitet.

Übung 5: **Das Tor zum Feuer** (Meridiane Herz und Dünndarm auf Seite 26, Abb. 7)

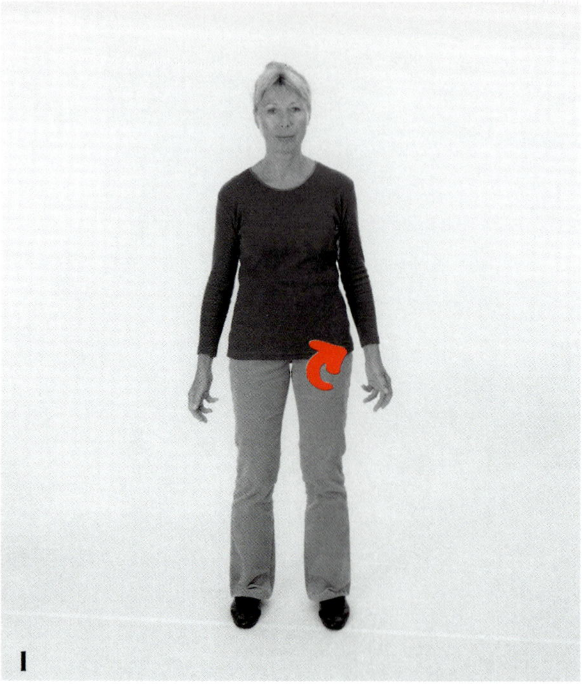

1

In der Grundhaltung den kleinen Finger leicht nach innen biegen und Hände nach vorne kreisen, bis die Handinnenflächen nach aussen schauen.

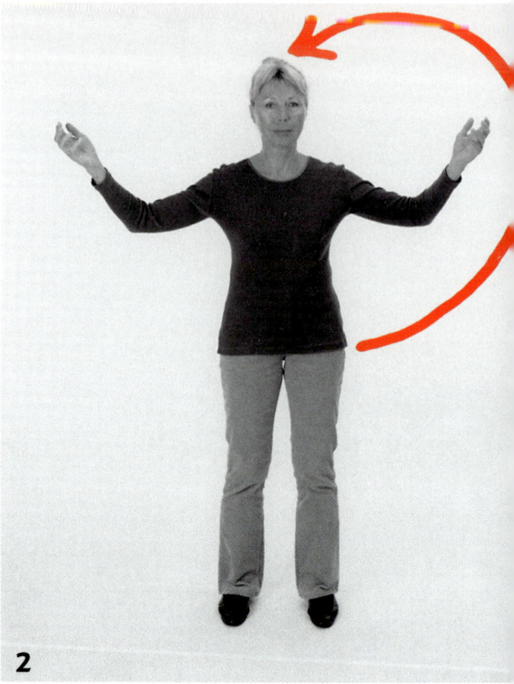

2

Arme mit lockeren Ellbogen weit ausgebrei seitlich vom Körper nach oben führen . . .

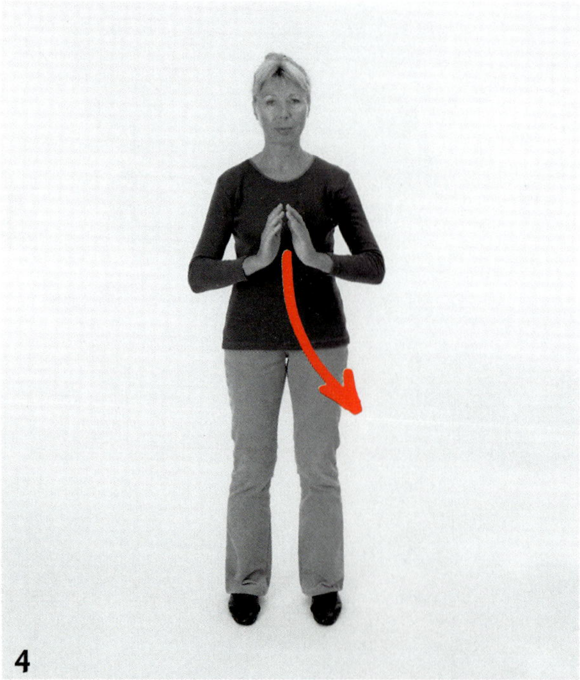

4

Hände vor der Mitte des Körpers senken.

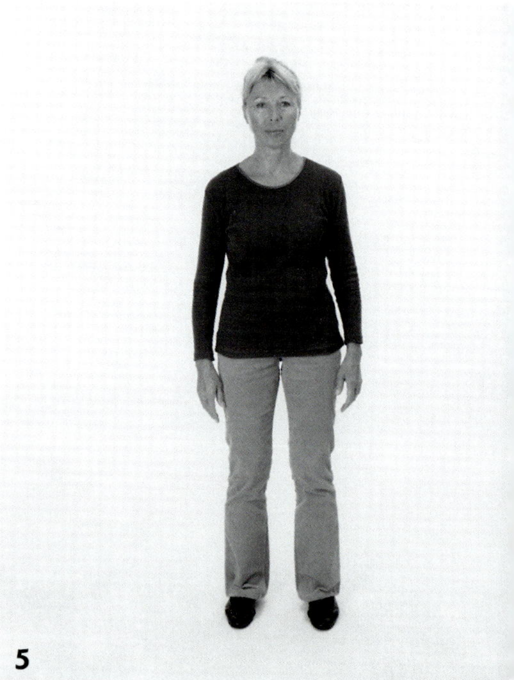

5

Grundhaltung. Übung 5 wiederholen oder andere anhängen.

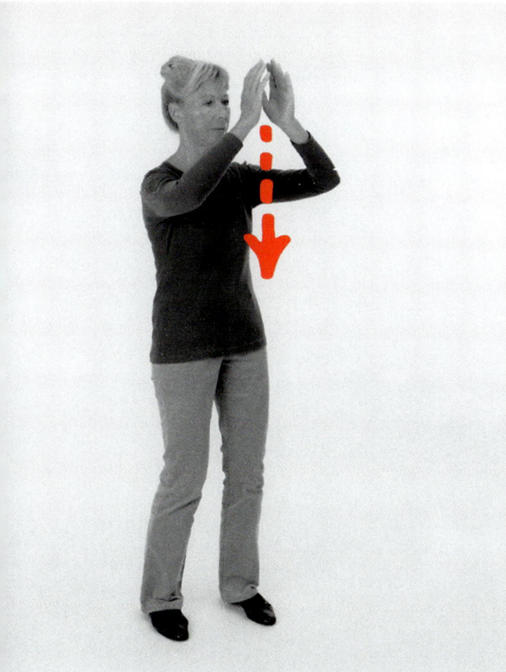

ɔis sich die Handinnenflächen oberhalb
Stirn begegnen ohne sich zu berühren.

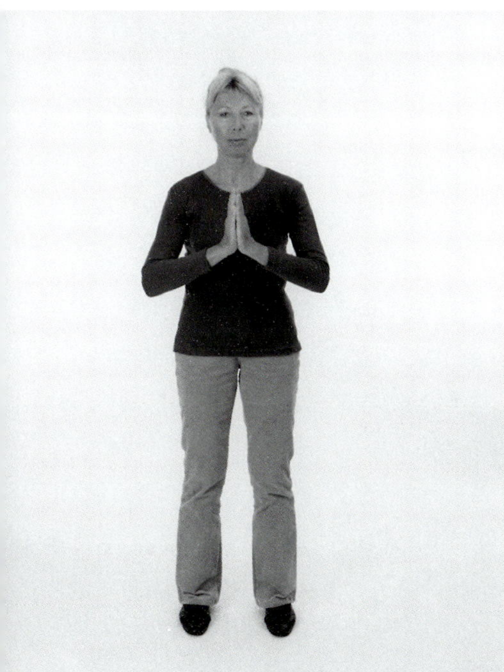

einen direkten Übergang zu Übung 6
ihren sich die Handinnenflächen nach
. 5 während dem Senken.

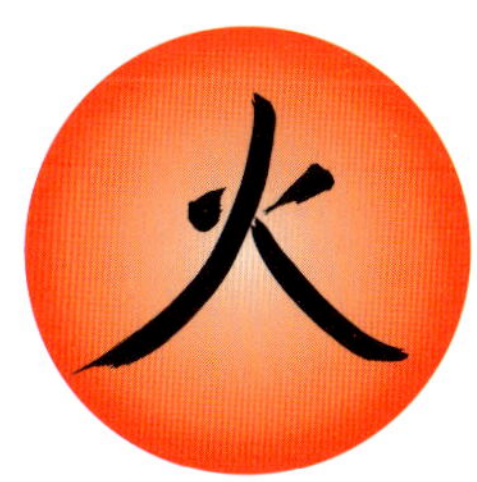

«Feuer»

Das Tor zum Wasser

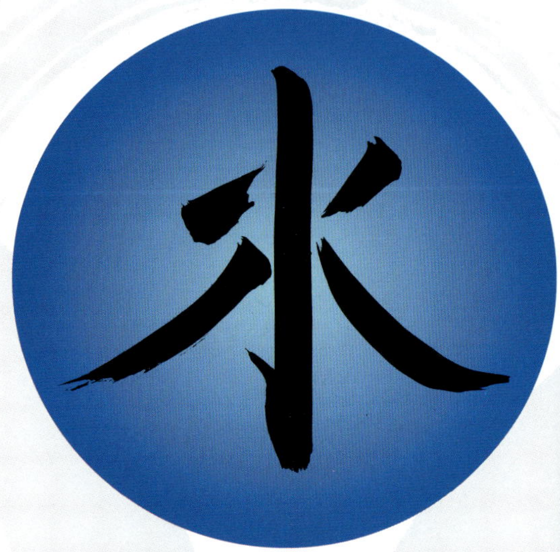

Kalligraphie «Wasser»

Den Kreislauf des Wassers verehren

Im Schriftzeichen für «Wasser» wird im senkrechten Strich die Zielgerichtetheit der Wasserkraft ausgedrückt und rechts und links das lebendige Fliessen. Stelle dir im Liegen, Sitzen oder Stehen mit geschlossenen Augen vor, du befindest dich vor (oder in) dem Meer, einem See, Teich, Fluss, Bach oder finde dein eigenes «Wasserbild» – vielleicht liegst du in der Badewanne.

Danke dem Wasser und bitte es um Heilung. Da dein Körper aus ca. 80% Wasser besteht, erreicht dieser Dank auch dich. Du hast jederzeit die Möglichkeit, mit der Energie des Wassers zu kommunizieren oder es zu segnen.

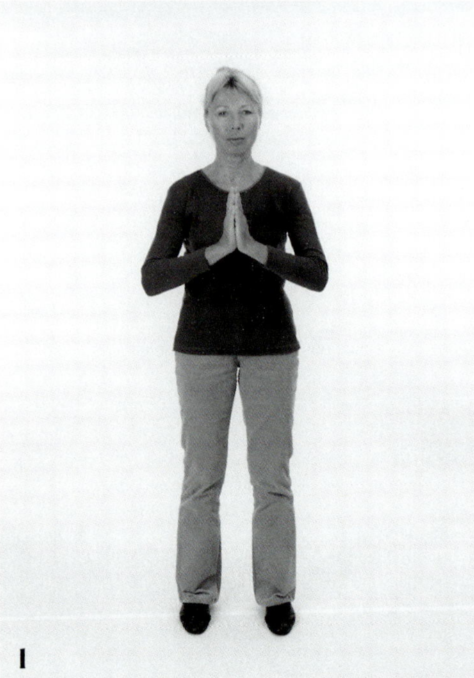

1

Aus der Grundhaltung Hände heben und vor dem Körper zusammenlegen.

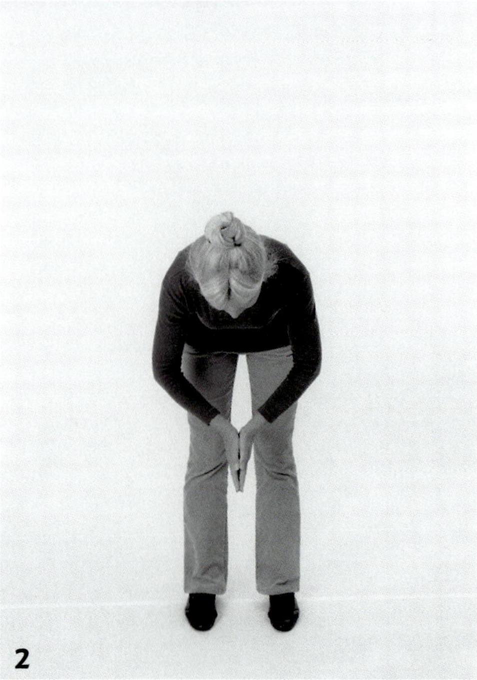

2

Körper mit durchgestreckten Knien nach vorne beugen, Hände senken.

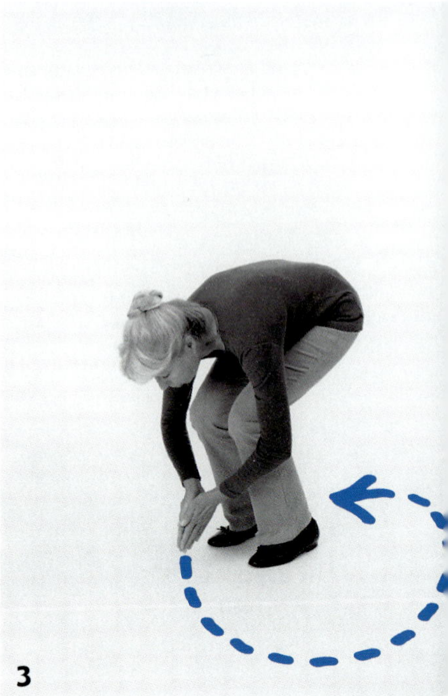

3

Knie beugen, Arme nach vorne ausstrecken …

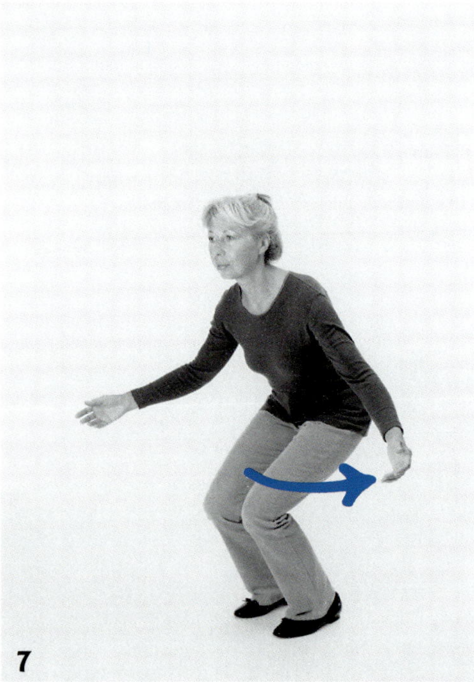

7

… zur Seite …

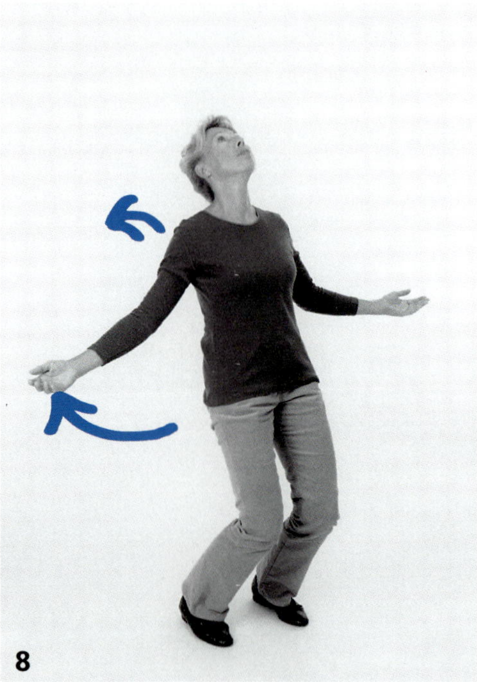

8

… und nach hinten führen. Körper nach hinten biegen.

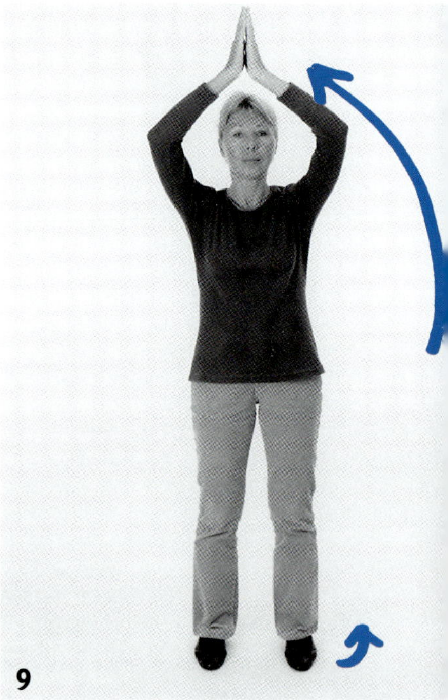

9

Hände in grossem Bogen über den K führen und zusammenlegen, Körper aufrichten und Fersen heben.

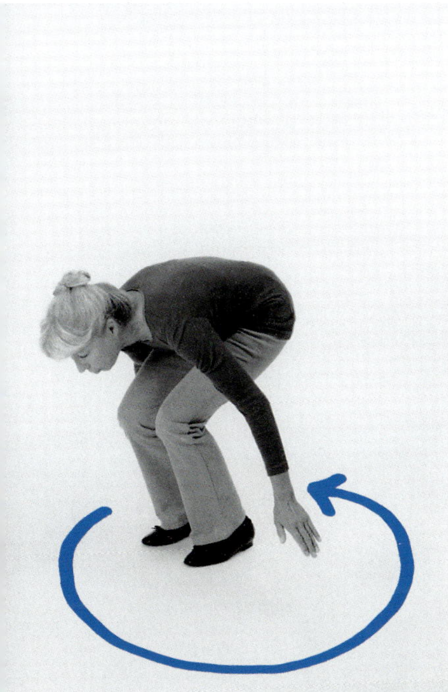

ınd Hände in grossem Kreis wie
·n Brustschwimmzug zur Seite und
ı hinten führen.

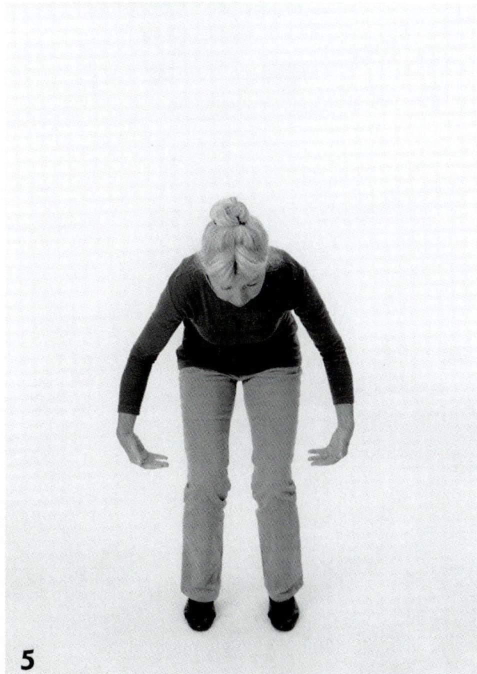

5

Handinnenfläche nach oben drehen und gleichzeitig Körper etwas aufrichten.

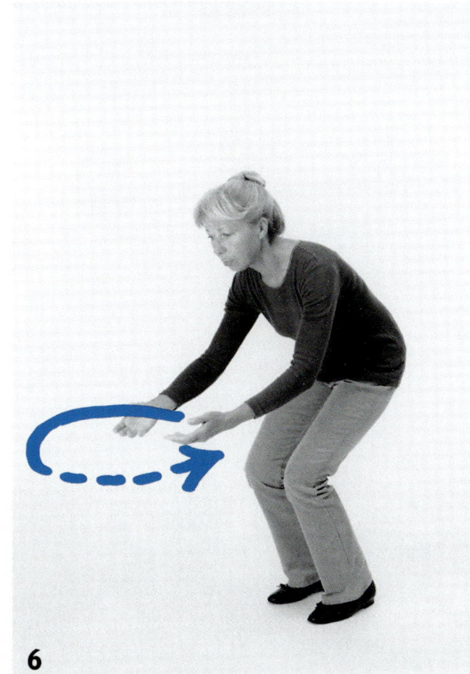

6

Hände in weitem Bogen nach vorne...

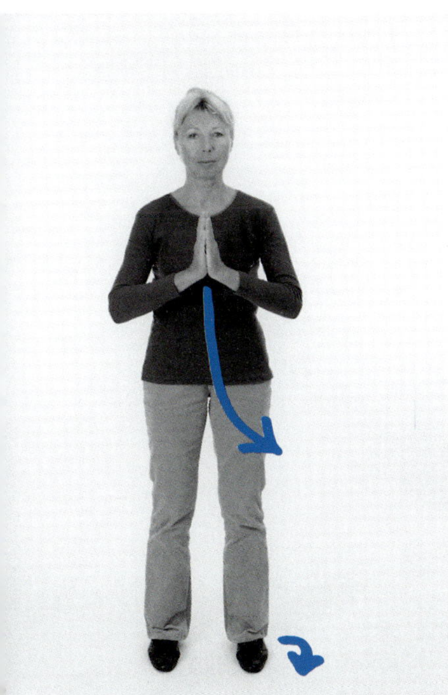

ıde vor dem Körper senken und
·en aufsetzen.

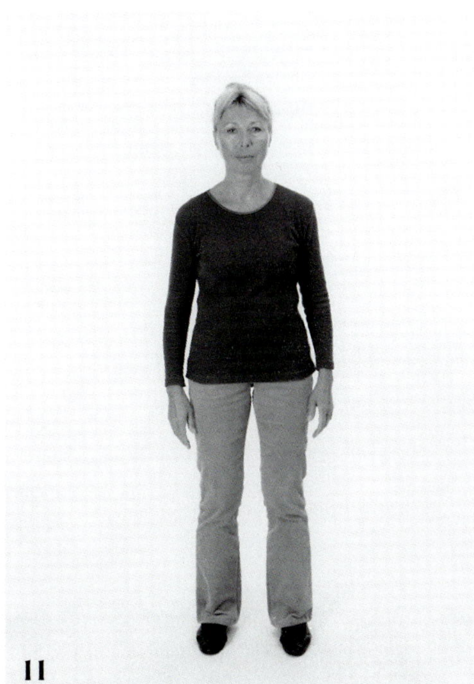

11

Grundhaltung oder andere anhängen. Wird Übung 6 wiederholt, Pos. 11 auslassen und in Pos. 10 wieder beginnen.

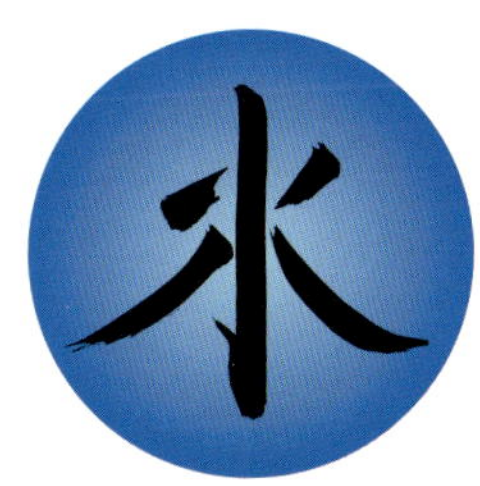

«Wasser»

Das Tor zur Quelle der Liebe

Kalligraphie «Herz/Geist»

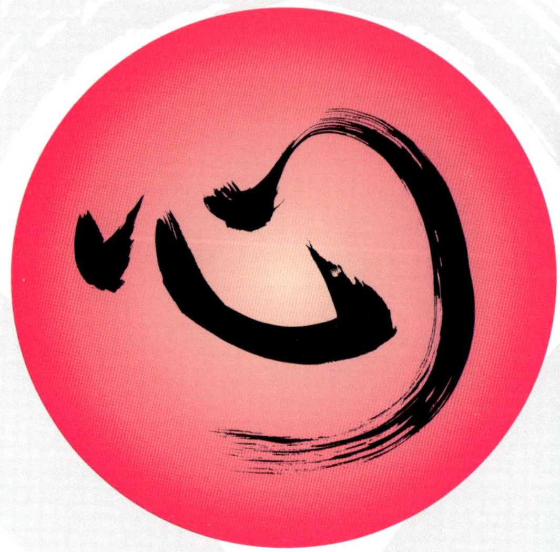

Die Herzenstüren öffnen und dankbar reine Liebe verschenken

Schliesse deine Augen im Liegen, Sitzen oder Stehen und spüre in dein Herz. Stelle dir vor, in deinem Herz sprudle eine Quelle von reiner Liebe. Öffne deine Herzenstüren weit, damit die Liebe wie ein strahlendes Licht in alle Richtungen nach aussen leuchten kann.

Danke dafür, dass tief in deinem Herzen eine kostbare Kraftquelle sprudelt, die unaufhörlich von der geistigen Welt genährt wird.

Übung 7: Das Tor zur Quelle der Liebe (Meridiane Kreislauf-Sexus und dreifacher Erwärmer auf Seite 28, Abb. 9

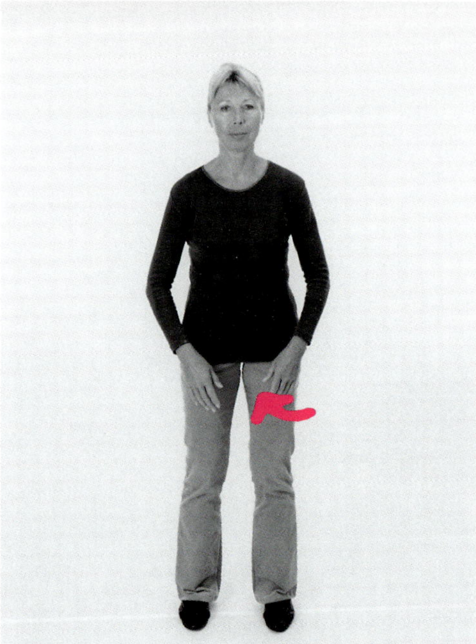

1

In der Grundhaltung Arme mit lockeren Ellbogen vor die Mitte des Körpers führen.

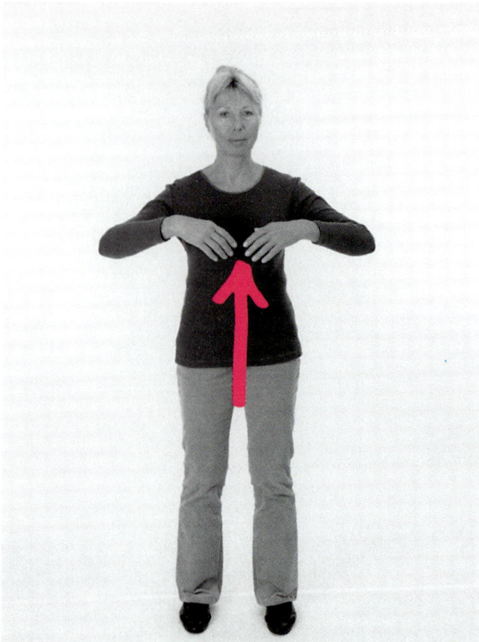

2

Hände nahe am Körper bis auf Herzhöhe heben.

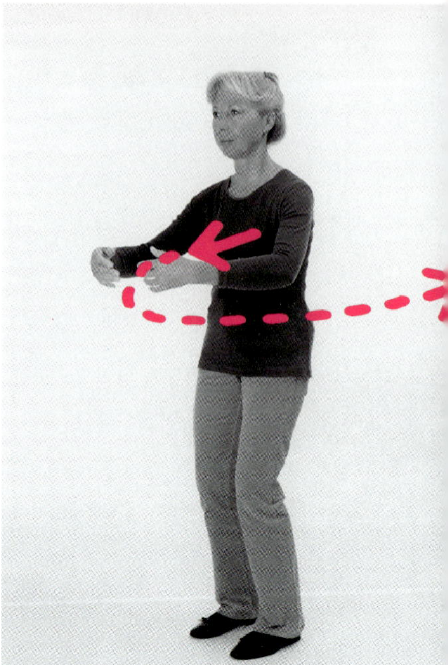

3

Hände nach vorne ausstrecken.

Diese Übung eignet sich sehr gut dazu, um Menschen, Tiere, Pflanzen, die fünf Elemente, Planeten, Naturwesen, Orte, Gegenstände usw. mit bedingungsloser Liebe und Dankbarkeit zu grüssen.

Visualisiere mit jedem Öffnen der Arme, «wen» oder «was» du mit der strahlenden Liebesquelle aus deinem Herzen grüssen möchtest.

Lasse deine Liebe frei und absichtslo fliessen, im vollen Vertrauen, dass s dorthin schwingt, wo sie gebraucht wird.

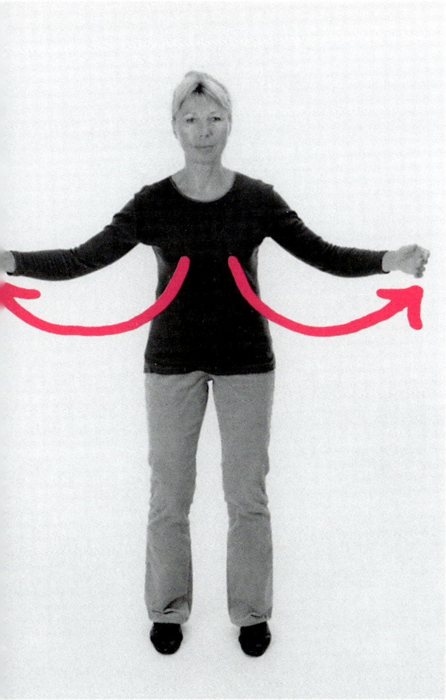

e mit lockeren Ellbogen zur Seite
en. (Herzenstüren weit öffnen.)

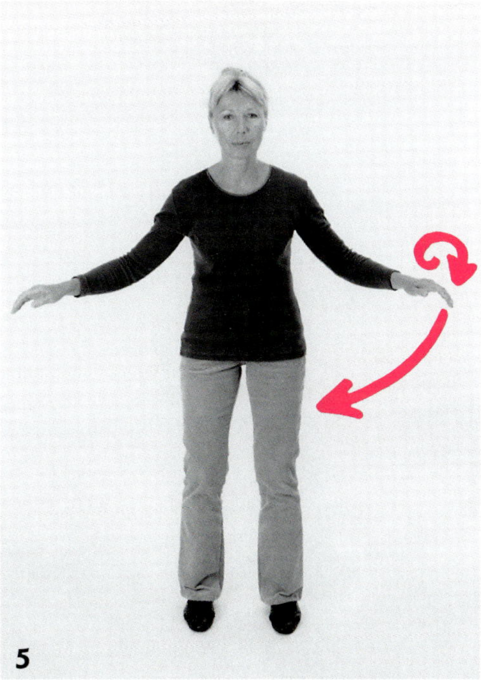

5

Hände drehen, Handinnenflächen schauen zur Erde. Arme senken.

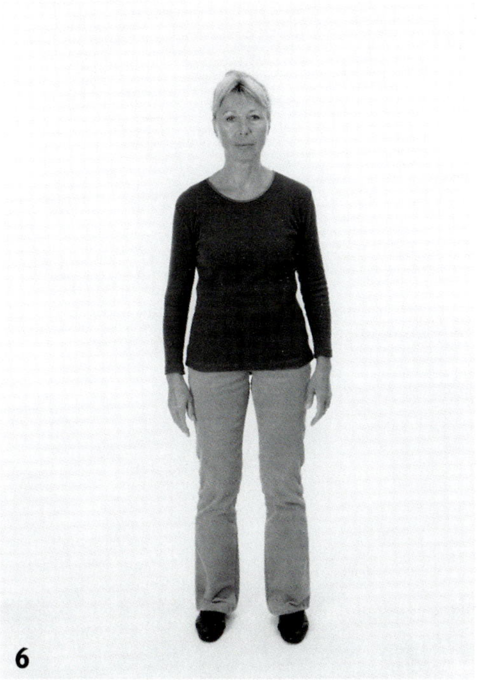

6

Grundhaltung.
Übung 7 wiederholen oder andere anhängen.

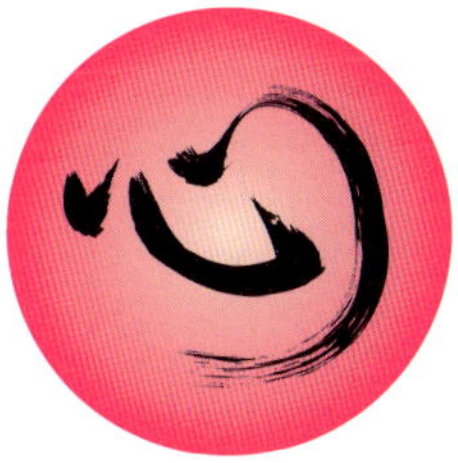

«Herz/Geist»

ın du der Schöpfung deine Liebe
Verehrung schenkst, kehrt deine
;esandte Energie wieder zu dir zu-
. Du kannst auch dich selber mit
e und Wertschätzung grüssen und
nnerlich zulächeln.

Willst du dich mental stärken, verwende während dieser Übung deine eigenen positiven Affirmationen.

Yin/Yang-Kreis

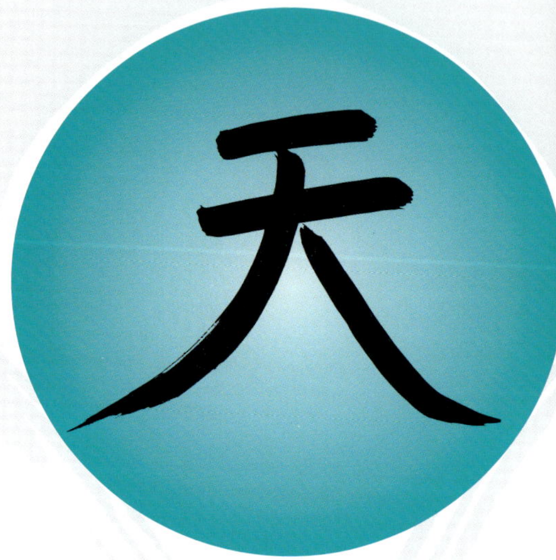

Kalligraphie «Himmel»

Die Energie von Erde und Himmel spüren

Im Schriftzeichen für «Himmel» können wir einen Menschen mit geöffneten Armen erkennen, der die Energie des Himmels empfängt. Öffne deine Arme weit und spüre deine Verbindung zum Kosmos und seinen vielen Geheimnissen. Fühle gleichzeitig die Kraft der Erde unter dir durch deine Wurzeln.

Spüre noch tiefer durch alle Erdschichten hindurch bis in den Himmel auf der anderen Seite der Erde. Geniesse das Gefühl des EINS SEINS mit der Schöpfung.

Übung 8: **Yin/Yang-Kreis** (Meridiane Konzeptions- und Gouverneursgefäss auf Seite 29, Abb. 10)

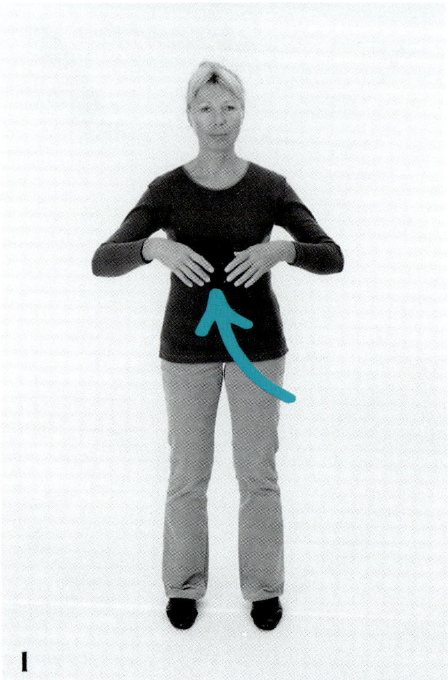

1

In der Grundhaltung Arme mit lockeren Ellbogen vor die Mitte des Körpers führen.

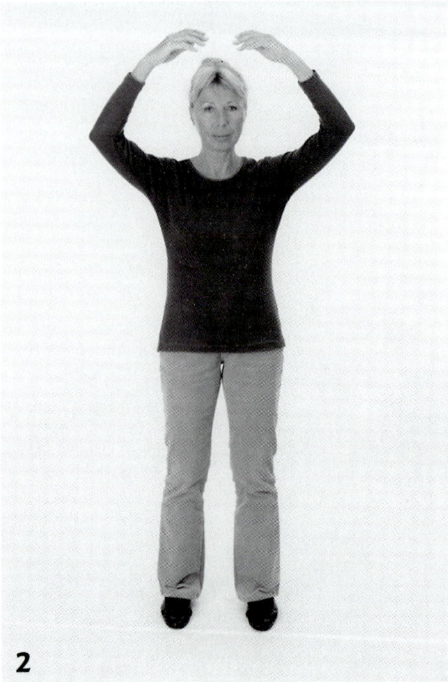

2

Hände vor dem Körper hochheben bis über den Kopf.

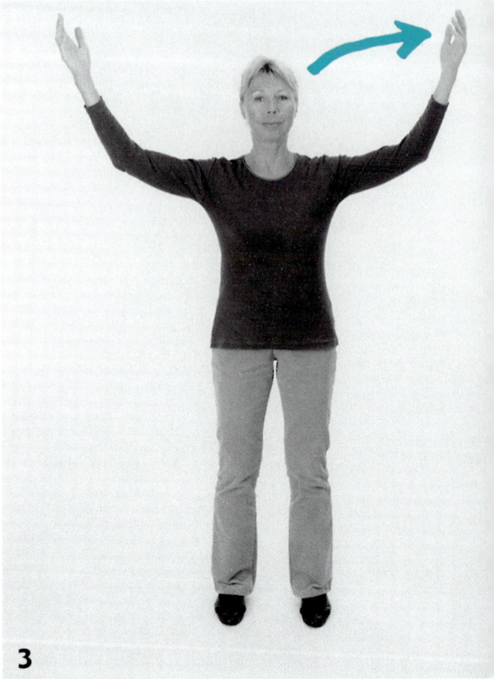

3

Arme öffnen und einen segnenden Lichtgruss aus der geistigen Welt empfangen.

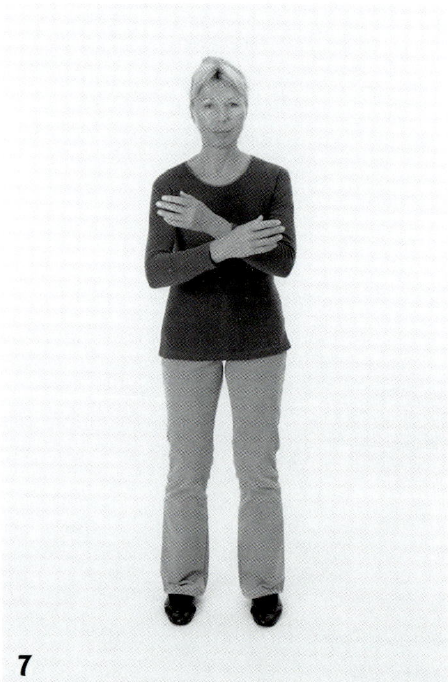

7

...und überkreuzend auf Herzhöhe heben.

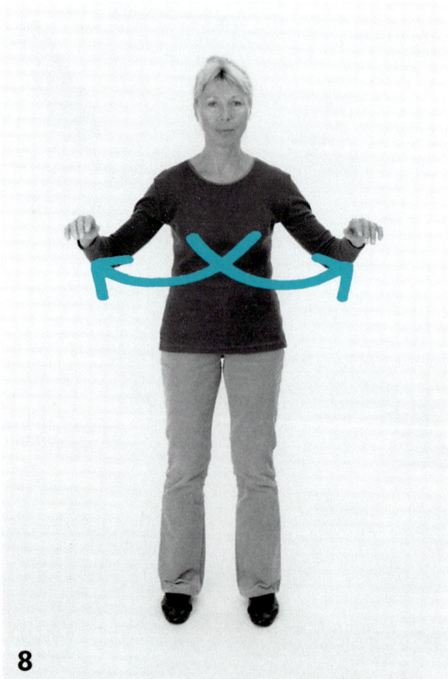

8

Arme mit lockeren Händen und Ellbogen zur Seite führen.

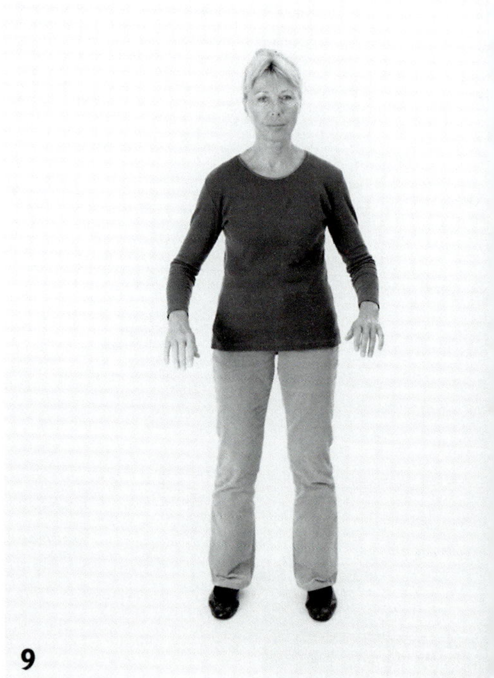

9

Arme senken.

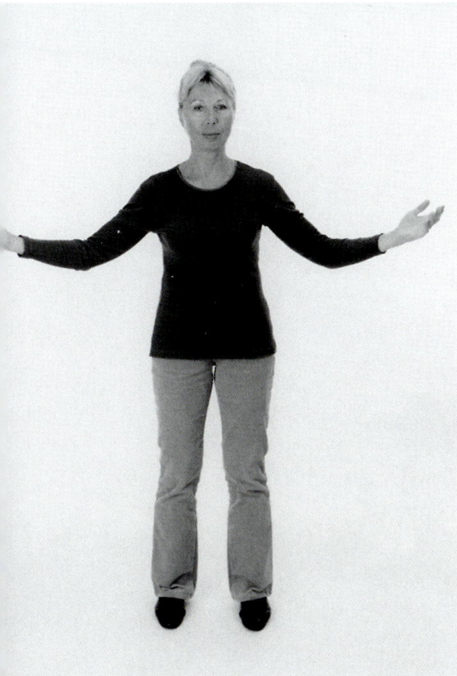

seitlich ausgebreiteten Arme senken, dinnenflächen schauen zum Himmel g-Energie).

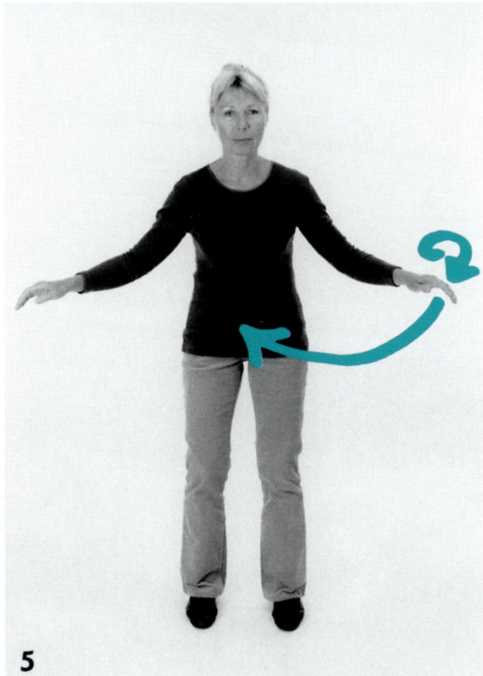

5

Hände drehen und während dem Senken der Arme die heilende Kraft von Mutter Erde (Yin-Energie) aufnehmen.

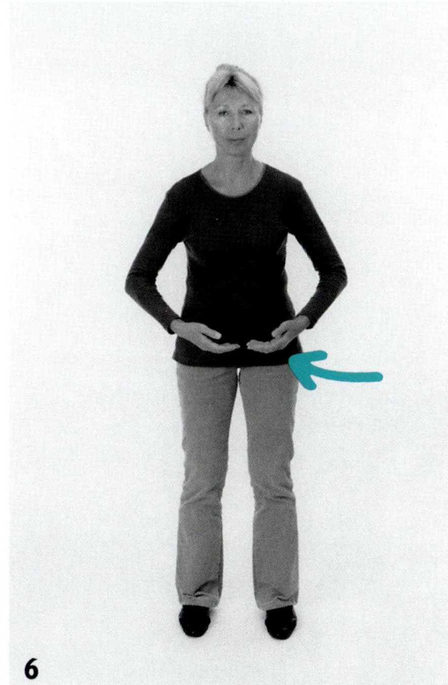

6

Hände bis vor den Körper weiterführen...

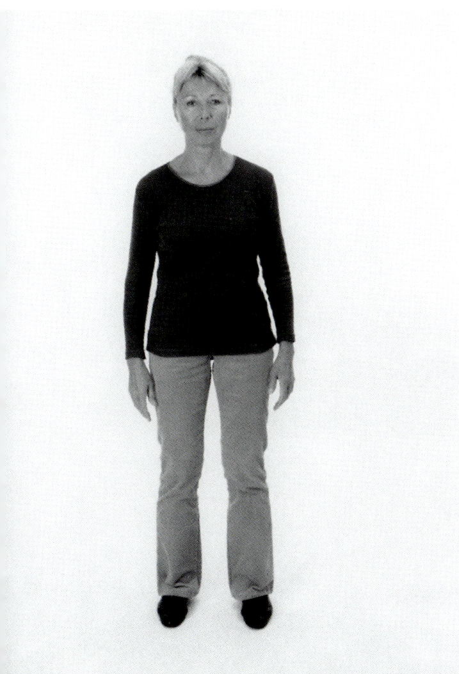

ndhaltung.
ng 8 wiederholen oder andere ingen.

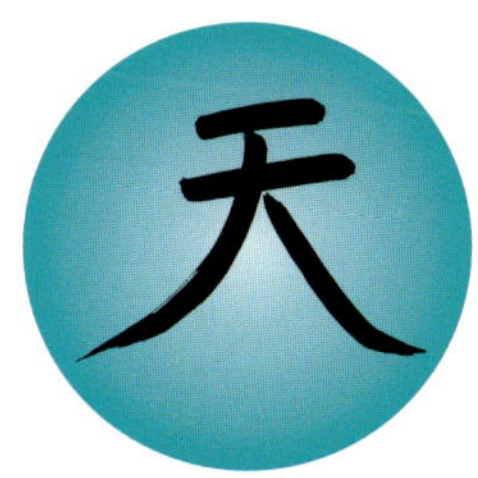

«Himmel»

Ankommen und tiefen Frieden finden

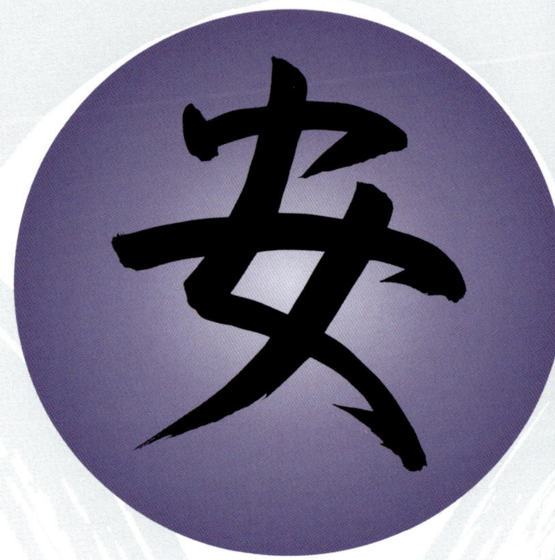

Kalligraphie «Frieden»

Das heilende Chi fliesst zurück zur inneren Quelle

In der abgebildeten Kalligraphie ist das Zeichen für «Frau» 女 enthalten. Auffallend ist der grosse Bauchraum. In Verbindung mit dem oberen Querstrich erhält das Zeichen die Bedeutung «Frieden».

Spüre in deine Mitte, in deinen kostbaren Bauchraum. Grüsse verehrend deine Mutter und ihren Bauch, in dem du aus einem Samen zum Baby wachsen durftest. Den Bauchraum als Ort des Friedens in sich wahrzunehmen, ist sehr heilsam.

Finde eine Ruhestellung, in der du dich tief entspannen kannst – entweder im Liegen oder in einer der abgebildeten Positionen. Lege die Hände an einen beliebigen Ort auf deinen Körper. Atme tief ein und aus und schliesse die Augen.

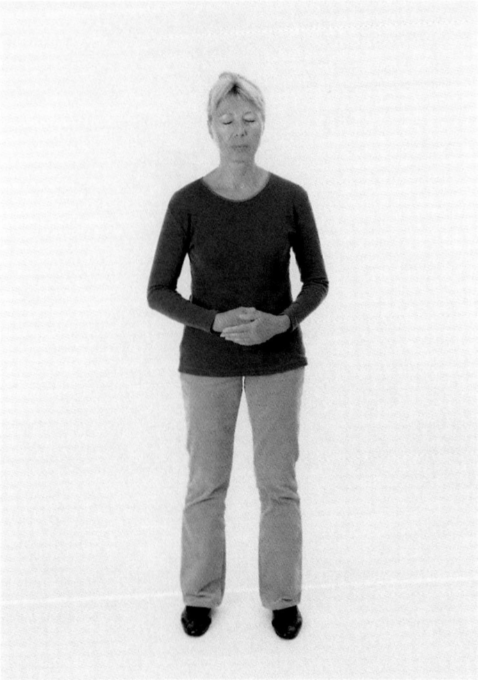

In der Grundhaltung Hände auf den Bauch legen (Frauen rechte Hand unter die linke, Männer umgekehrt oder so, wie du dich wohl fühlst).

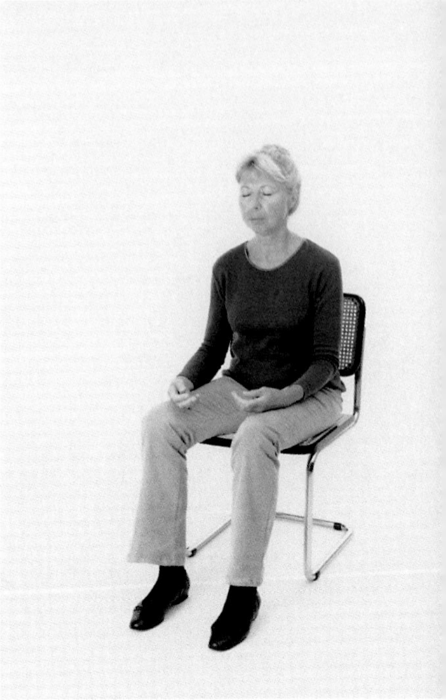

Mit geradem Rücken auf einem Stuhl oder woanders sitzen.

Variante:
Sammle das Chi in deinem Bauchraum, indem du deine Hände wie folgt über den Bauch streichst: im Uhrzeigersinn in neun grösser werdenden Kreisen und danach gegen den Uhrzeigersinn in neun kleiner werdenden Kreisen. Dein Bauchraum ist deine Chi-«Speisekammer». Von dort kann sich dein Körper jederzeit bei Bedarf Energie holen.

Atme einige Male tief ein und aus und lasse deinen Kiefer locker hängen. Schliesse deine Augen. Geniesse, wie dein heilendes Chi durch die Hände in jede Zelle deines Körpers fliesst und in deine Aura strahlt.

Dort, wo du jetzt stehst, sitzt oder liegst, bist du mit allen Schwingungen des Universums verbunden.

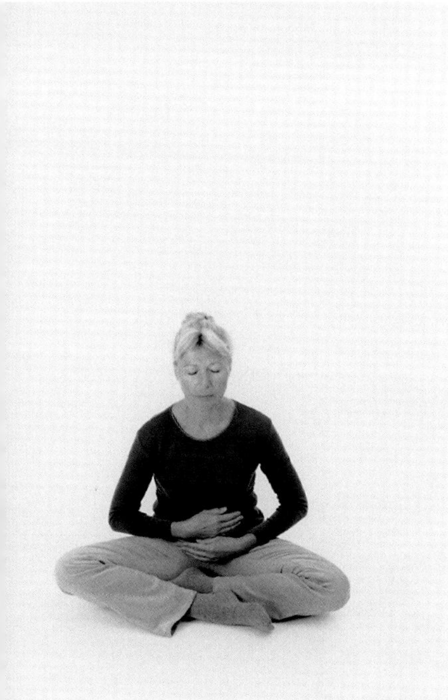

ɿeidersitz

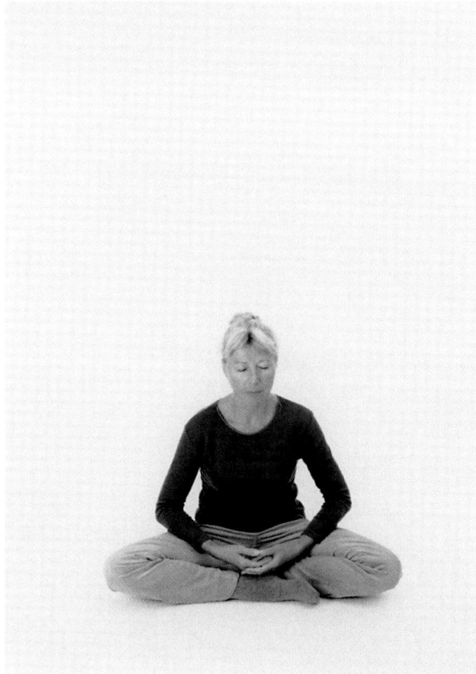

Lotussitz

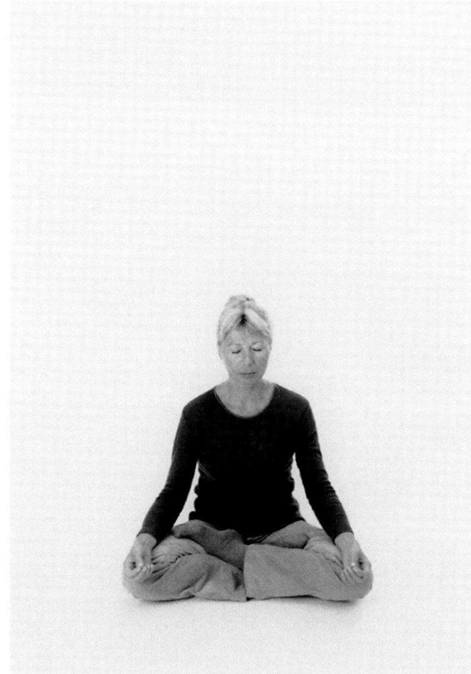

Diamantsitz

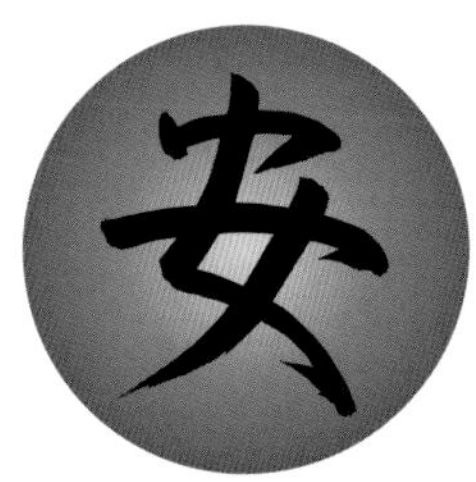

«Frieden»

sse dankbar die vielen wunder-
önen Schätze, die in dir ruhen.
ɿle dir innerlich mit grosser Wert-
ätzung zu. Empfinde reine Liebe
lich, so wie du von Gott erschaffen
den bist.

Spüre deine Allverbundenheit mit der Schöpfung. Du bist jetzt ALLEIN – mit ALLEM EINS. Werde ganz still und geniesse das Gefühl von tiefem Frieden.

Teil III

Diverses

**Gib jedem Tag deines Lebens die Chance,
der Schönste in deinem Leben zu sein.**

(Mark Twain)

Atem-Heilmeditation

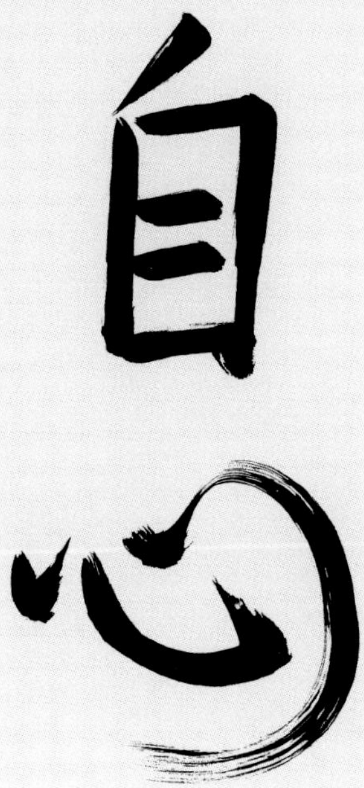

Je feiner unser Atem ist,
desto friedlicher sind Körper und Geist.

(Thich Nhat Hanh)

Das Schriftzeichen setzt sich zusammen aus dem Bild «Selbst» und dem «Herz» darunter.

In früheren Zeiten wurde in China der Atem als Kreislauf des Lebens bezeichnet, d.h. der Atem kommt aus dem Herz, strömt durch die Nase aus und kehrt zurück durch die Nase zum Herz.

Durch diese Heilmeditation:

- findest du tiefe Ruhe und Frieden,
- werden dein Urvertrauen und Selbstwertgefühl gestärkt,
- wirst du zu deiner inneren kostbaren Kraftquelle geführt,
- fühlst du dich geliebt und IN DIR geborgen.

Vorbereitung:

Mit geradem Rücken auf einem bequemen Stuhl sitzen (oder auf dem Boden), beide Füsse stehen nebeneinander, Schultern entspannen, Kopf (Krone) aufrecht halten, die Handrücken ruhen auf den Oberschenkeln, Daumen und Mittelfinger berühren sich locker (andere Finger- bzw. Handpositionen sind auch möglich).

Der obere Teil der Zungenspitze liegt weich auf dem Zahnfleisch im Gaumen oberhalb der Schneidezähne, gleichzeitig den Kiefer locker hängen lassen.

Spüre die Anziehungskraft der Erde. Lasse feine Energiewurzeln aus deinen Fusssohlen in die Erde wachsen. Stelle dir vor, dass unaufhörlich heilende Energie von der Erde in dein Herz fliesst und gleichzeitig reines Licht vom Himmel in dein Herz strahlt.

Und so wird die Atem-Heilmeditation ausgeführt:

Atmung	Innerlich sagen
1. Einatmen durch die Nase	«ICH BIN das EINATMEN von Liebe» (Vorstellen, dass von allen Richtungen reine Liebe in dich einströmt bis in dein Herz.)
2. Atem anhalten	«ICH BIN das AUFNEHMEN von Liebe» (Vorstellen, dass du die Liebe in jeder Zelle deines Körpers aufnimmst.)
3. Ausatmen durch Nase	«ICH BIN das AUSATMEN von Liebe» (Vorstellen, die Liebe strahlt vom Herz durch den Körper in die Aura.)
4. Atem anhalten	«ICH BIN das VERSTRÖMEN von Liebe» (Vorstellen, du verschenkst deine Liebe wie eine strahlende Sonne ihr Licht.)

Weitere Möglichkeiten der Wortwahl, z.B.:

«ICH BIN das EINATMEN von ...
- reiner Liebe,
- grenzenloser Liebe,
- bedingungsloser Liebe,
- Gottes Liebe,
- Licht und Liebe,
- strahlendem Licht und reiner Liebe.»

Wähle andere positive Worte, die dir gefallen.

Wiederhole die vier Atemsequenzen der Heilmeditation so oft, wie du Zeit hast. Die Atmung ist sanft, tief, weich, langsam, die Dauer jedes Atemzuges nach eigenem Wohlbefinden.

Die Meditation kann auch im Liegen durchgeführt werden «zum Einschlafen».

Schlussgedanken

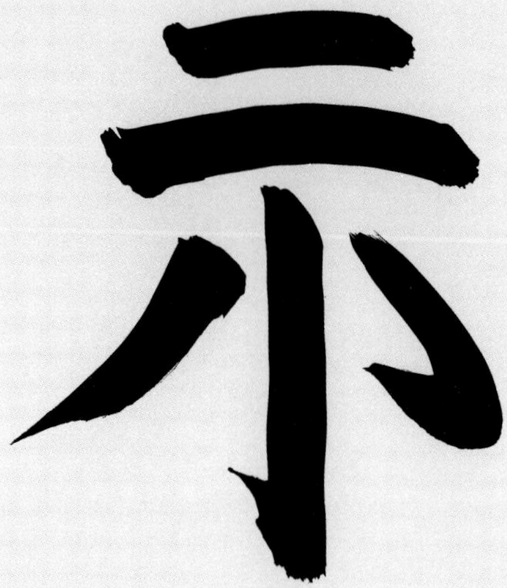

Es gibt vielerlei Lärme,
aber nur eine Stille.

(Kurt Tucholsky)

Mit zunehmendem Alter ist die Natur für mich zum wichtigsten Lehrer und Heiler geworden. Wenn ich mich staunend und voller Bewunderung über die grenzenlose Schönheit unseres Planeten freue, fühle ich mich zufrieden und glücklich.

Bin ich ruhig und still, um die Botschaften der Steine, Mineralien, Pflanzen, Elementarwesen, Tiere, Elemente oder Planeten zu empfangen, werde ich jedes Mal reich beschenkt. Die faszinierenden Erscheinungsformen der Natur und die unzähligen Wunder der Schöpfung spiegeln mir meine nächsten Lernschritte.

In China gibt es Musikinstrumente mit hochempfindlichen Saiten aus Seide. Als ich einen Musiker fragte, was er machen würde, wenn während dem Spielen eine Saite reisse, antwortete er: «Meine wahren Freunde hören meine Musik auch, wenn es still ist.»

Die Kalligraphie «Verehren» zeigt mit den oberen zwei Strichen den Himmel und darunter die Schwingung von Sonne, Mond und Sternen.

RI-TAI ist entstanden aus meiner Verehrung zur Schöpfung und meinen langjährigen heilsamen Erfahrungen mit Qigong- und Taiji-Bewegungsformen.

Von Herzen wünsche ich mir, dass du in diesem Buch wertvolle Anregungen findest für deinen Lebensweg und dass RI-TAI zu einem Ritual des Friedens für dich wird.

Viel Freude beim «Geniessen» und «Feiern» deines Lebens.

Es gibt niemanden,
der mir sagen könnte,
was letztlich gültig ist.

(Albert Camus)

Während meines Aufenthaltes in China gab mir ein weiser Meister folgende Anregung:

«Schliesse deine Augen und spüre tief in dein Herz. Dort befindet sich ein See. Werde ganz still, damit die Oberfläche des Sees so glatt wird wie ein klarer Spiegel. In diesem Spiegel findest du Antworten auf alle deine Fragen. In diesem Spiegel kannst du die Wahrheit über dich und das ganze Universum erkennen. Erlaube der Wahrheit, sich immer wieder zu wandeln.»

Weiterführende Literatur

Al Huang, Chungliang:	Lebensschwung durch T'ai Chi, O.W. Barth
Al Huang, Chungliang:	Tao der Freude, Sphinx Medien
Al Huang, Chungliang/Lynch, Jerry:	Mentoring – Das Tao vom Lehren und Lernen, Ariston
Al Huang, Chungliang:	TAI JI, Gräfe und Unzer
Fazzioli Edoardo:	Gemalte Wörter, Gustav Lübbe
Wing, R.L.:	Das illustrierte I GING, Heyne
Blofeld, John:	I GING, O.W. Barth
Wilhelm, Richard:	Laotse/Tao te king, Eugen Diederichs
v. Keyserlingk, Linde:	Lao-tse/Jenseits des Nennbaren, Herder
Foen Tjoeng Lie:	Chinesische Punktmassage Akupressur, Falken
Kingston, Karen:	FENG SHUI gegen das Gerümpel des Alltags, rororo
Collins, Terah Kathryn:	Feng Shui im Westen, Goldmann
Linn, Denise:	Die Magie des Wohnens, Arkana
Endres, Franz Carl/Schimmel, Annemarie:	Das Mysterium der Zahl, Diederichs
Temelie, Barbara:	Ernährung nach den fünf Elementen, Joy
Baule, Gisela/Bänziger, Erica:	Kochen mit den fünf Elementen, Fona
Karola Schneider:	Kraftsuppen nach der Chinesischen Heilkunde, Joy
Leadbeater, C.W.:	DIE CHAKRAS, Bauer
Copony, Heita:	Das Mysterium des Mandalas, Aquamarin
Wall, Vicky:	AURA SOMA, Sternenprinz
Dalichow, Irene/Booth, Mike:	Aura Soma, Knaur
Klinger-Raatz, Ursula:	DIE GEHEIMNISSE EDLER STEINE, Windpferd
Klinger-Raatz, Ursula:	ENGEL UND EDELSTEINE, Windpferd
Tompkins, Peter/Bird, Christopher:	Das geheime Leben der Pflanzen, Fischer
Roads, Michael J.:	Mit der Natur reden, Ansata
Emoto, Masaru:	Die Botschaft des Wassers, Koha
Sams, Jamie/Carson, David:	Karten der Kraft, Windpferd
Janet Goodrich:	NATÜRLICH BESSER SEHEN, Verlag für Angewandte Kinesiologie
Dr. med. Dahlke, Rüdiger:	Bewusst Fasten, Urania
Melchizedek, Drunvalo:	Die Blume des Lebens, Band 1 und 2, Koha
Calderara, Marianne:	Reise durch die zwölf Tierkreiszeichen, Ernst Scheidegger
Thich Nhat Hanh:	Heute achtsam leben, Herder
Thich Nhat Hanh:	Ich pflanze ein Lächeln, Goldmann

Quellenverzeichnis

Seite 11 aus:	Vicky Wall, Aura Soma, Copyright 1990 by Vicky Wall. Deutsche Ausgabe Copyright 1999 by Edition Sternenprinz im Verlag Hans Jürgen Maurer
Seite 15 aus:	Tetsuo Roshi Nagaya Kiichi, Tuschspuren, Copyright 1985 Theseus Verlag, Berlin
Seite 18 aus:	Thorwald Dethlefsen anlässlich eines Vortrages mit dem Thema «Weihnachten»
Seite 19 aus:	Richard Bach, Illusionen, Copyright 1977 by Creature Enterprises, Inc., Übersetzung Copyright 1978 Verlag Ullstein GmbH, Frankfurt/Main – Berlin
Seite 20 aus:	Al Huang, Lebensschwung durch T'ai chi, Copyright 1973 by Real People Press. Gesamtdeutsche Rechte beim Scherz Verlag, Bern und München
Seiten 22 und 36 aus:	Thich Nhat Hanh, Ich pflanze ein Lächeln, Copyright 1992 Thich Nhat Hanh, deutschsprachige Ausgabe erschienen im Wilhelm Goldmann Verlag, München, einem Unternehmen der Verlagsgruppe Random House GmbH
Seiten 26 und 88 aus:	Thich Nhat Hanh, Heute achtsam leben, Copyright Verlag Herder, Freiburg, 5. Auflage 2003
Seite 32 aus:	Thich Nhat Hanh, Die Sonne, mein Herz, Copyright 1988 by Thich Nhat Hanh. Copyright der deutschen Ausgabe 1989 by Thesesus Verlag, Zürich, München, Berlin.
Seite 40 aus:	John Blofeld, Eine Reise von tausend Meilen beginnt mit einem Schritt, Copyright 1974 by George Allen & Unwin, Ltd. Gesamtdeutsche Rechte beim Scherz Verlag, Bern für den O.W. Barth Verlag
Seiten 92 und 93:	Copyright by Rowohlt Verlag, Rheinbeck

Wir danken allen Autoren, deren Erben sowie allen Verlagen, die uns freundlicherweise die Erlaubnis zum Abdruck von Texten erteilt haben.

Kontaktadresse

RI-TAI©

- fortlaufende Kurse
- Seminare und Ferienkurse
- Video oder DVD
- Poster und Augentrainingskarten zur Stärkung der Sehkraft
- Lehrerausbildung

Kurszentrum Lichtbogen
Leonora Koller-Eps
Chruchenbergstrasse 29
CH-8505 Pfyn

Telefon/Fax: +41 (0)52 765 19 40
E-Mail: lichtbogen@bluewin.ch
Internet: www.ri-tai.ch